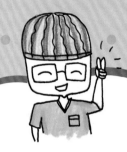

让妈妈不再有"受难日"

与准妈妈聊无痛分娩

主编 徐铭军 孙天宇

编者（按姓氏笔画排序）

王 欣 王 蕾 王凤春 车向明 伍绍文 庄太凤

刘 野 阮 焱 张青林 姚 翔 郭晓昱 韩翠存

绘图 姚 翔（湖南省荣军医院）

U0392110

人民卫生出版社

图书在版编目（CIP）数据

让妈妈不再有"受难日"：与准妈妈聊无痛分娩 / 徐铭军，孙天宇主编 . —北京：人民卫生出版社，2016
ISBN 978-7-117-22375-1

Ⅰ. ①让⋯ Ⅱ. ①徐⋯②孙⋯ Ⅲ. ①分娩 – 基本知识
Ⅳ. ①R714.3

中国版本图书馆 CIP 数据核字（2016）第 060985 号

人卫智网	www.ipmph.com	医学教育、学术、考试、健康，购书智慧智能综合服务平台
人卫官网	www.pmph.com	人卫官方资讯发布平台

让妈妈不再有"受难日"
——与准妈妈聊无痛分娩

主　　编：徐铭军　　孙天宇
出版发行：人民卫生出版社（中继线 010-59780011）
地　　址：北京市朝阳区潘家园南里 19 号
邮　　编：100021
E - mail：pmph @ pmph.com
购书热线：010-59787592　　010-59787584　　010-65264830
印　　刷：北京盛通印刷股份有限公司
经　　销：新华书店
开　　本：710×1000　1/16　　印张：13.5
字　　数：234 千字
版　　次：2016 年 11 月第 1 版　2022 年 2 月第 1 版第 3 次印刷
标准书号：ISBN 978-7-117-22375-1/R・22376
定　　价：49.00 元

打击盗版举报电话：**010-59787491　E-mail：WQ @ pmph.com**
（凡属印装质量问题请与本社市场营销中心联系退换）

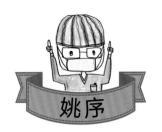

姚序

快乐产房　舒适分娩

1842年3月30日美国医师Long实施的第一例乙醚麻醉以及1846年10月16日美国医生Morton乙醚麻醉下手术的公开演示，标志着现代麻醉学的开始，至今已有一百多年的历史。麻醉学的发展极其迅猛，涵盖了麻醉与复苏、重症监测治疗以及疼痛诊疗学等领域。麻醉学亚学科的发展令人瞩目，其中产科麻醉与镇痛是临床麻醉的重要组成部分。

20世纪80年代，世界卫生组织（WHO）就提出了把剖宫产率降到15%以下的目标，现在发达国家的剖宫产率已基本稳定在20%以下，而我国的剖宫产率高达46.2%左右，其中有近20%是非医学指征剖宫产，产妇不能忍受分娩疼痛是非医学指征剖宫产的首位因素。欧美发达国家的无痛分娩率在85%以上，而我国没有详实的统计数据，三级医院开展比例低于20%，二级医院比例更低，与发达国家相差甚远。分娩镇痛技术是产科麻醉学组的重点推广项目，每年的全国麻醉年会，连续十年的产科麻醉高峰论坛以及全国妇幼专科医院都在积极推进产科麻醉以及分娩镇痛。其中首都医科大学附属北京妇产医院徐铭军教授带领的团队近年来一直致力于康乐分娩的研究及技术推广。他们的足迹遍及全国各地，深入基层言传身教，手把手教学，为推进我国分娩镇痛技术的发展作出了卓越的贡献。但从社会层面上看，对于分娩的期待和恐惧，在普通人眼里都充满了神秘的色彩，临床医师有责任、有义务揭开这层神秘的面纱，让更多的产妇了解分娩镇痛，摒弃"分娩必疼"的固有观念，使她们了解分娩疼痛机制以及分娩镇痛的利弊，接受先进的理念。2016 年上半年我和中国围产医学界的段涛教授，发起"快乐产房 舒适分娩"的公益活动，旨在推进我国分娩镇痛技术的推广和应用。该项目得到了国家卫计委人口发展中心的支持，中央电视台等众多媒体关注，全国已有近 300 家医院参与，在医院全面开展快乐产房，舒适分娩，向社会尤其是对产妇宣传和实施分娩镇痛，让产妇远离疼痛，把幸福温馨还给产妇。

　　徐铭军教授组织编撰的《让妈妈不再有"受难日"——与准妈妈聊无痛分娩》，是我国第一部由麻醉医师牵头的科普书籍。参加编写的专家有麻醉医师、产科医师、助产士和新生儿科医生。他们既有扎实的医学基础知识，也有丰富的临床经验。全书共 11 章，十余万字。这是我国第一部介绍分娩镇痛的科普图书，内容全面，涉及面广，图文并茂，用口语化的文字和生动形象的漫画来解释产妇分娩中可能遇见的问题及疑惑，能对宣传推广"快乐产房 舒适分娩"起到积极的推动作用。我们相信本书的发行，会让更多的产妇了解分娩镇痛及相关知识，普及推广分娩镇痛技术，让她们能够有尊严地分娩，享受快乐得子的幸福。

中华医学会麻醉学分会产科麻醉学组组长

华中科技大学附属同济医学院协和医院副院长

2016 年 6 月

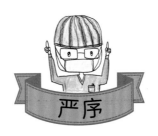

开展无痛分娩 创建文明产房

首先祝贺徐铭军教授主编的《让妈妈不再有"受难日"——与准妈妈聊无痛分娩》科普图书的顺利出版！

首都医科大学附属北京妇产医院是北京地区唯一一所三级甲等妇产专科医院，我们医院每年分娩量大约在 1.7 万例，随着"全面二孩"政策的实施，今后的分娩量还会有明显的增多，我们不仅要保证产妇的医疗安全，更要提升产妇的满意度和幸福感。

产科专家一直倡导自然分娩，越来越多的产妇也知道自然分娩的好处，但一提到产痛，大多数人望而生畏最终还是选择了剖宫产。无痛分娩是降低剖宫产率的一个重要和有效的手段，自从徐铭军教授倡导分娩镇痛技术以来，我院产房里很少有声嘶力竭的喊叫，助产士可以在"安静"中接产了，产妇也在无痛的分娩过程中享受到了初为人母的喜悦与尊严，我们深切地体会到分娩镇痛给产妇带来的好处，也努力希望将这项技术推广至全国。基于此，徐铭军教授带领的团队一直在努力进行无痛分娩的研究和临床推广，他主导的"康乐无痛分娩全国推广活动"的足迹已遍及我国十多个省市，为我国广大产妇带来了福音。

在琳琅满目的围产科普图书中，这本书着重讲解的是无痛分娩的相关知识，是优雅分娩的"必杀技"。该书由北京妇产医院的麻醉医生、产科医生和助产士联袂撰写，内容详实权威，语言通俗易懂，插图生动形象，是一本难得的科普图书，希望能够对我国广大的孕产妇在分娩中有所帮助。

首都医科大学附属北京妇产医院院长

2016 年 6 月

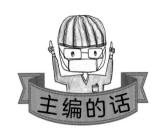

不痛，并快乐着

分娩是人类繁衍的生理过程，每一个生命的孕育充满着神奇和挑战。"十月怀胎，一朝分娩"，迎接新生命的瞬间，准妈妈将面临的是躯体疼痛的折磨和心灵激动的喜悦，这种错综复杂的体验感常让准妈妈们困惑不安。前辈们说"生孩子哪有不疼的"，身边的妈妈朋友也形容产痛是多么的"撕心裂肺""痛不欲生"，这使得怀孕的准妈妈们望"生"却步了。对于产痛的恐惧造就了我国较高的社会因素剖宫产率，一定程度上增加了产妇和胎儿的风险。

值得庆幸的是，现在已经有了减轻产痛的方法——无痛分娩，专业术语为分娩镇痛。1847 年苏格兰的 James Simpson 医师第一次将氯仿用于分娩镇痛，这是人类历史上第一例分娩镇痛；1920 年低位硬膜外阻滞用于分娩镇痛，并由美国医师 Robert A.Hingson 等发明了连续骶管；1938 年美国 Graffagnin 和 Sevler 医生首先将硬膜外阻滞用于分娩镇痛。100 多年来，医护人员一直在探索减轻产痛的方法。随着现代麻醉学的进步，麻醉医生不仅保障手术患者的安全无痛，还可以运用分娩镇痛减轻准妈妈们的产痛。欧美发达国家的分娩镇痛率为 85% 以上，而我国不足 1%，究其原因，孕产妇及其家人对分娩镇痛的认知程度是重要的影响因素。目前许多产妇并不知道有先进的无痛分娩方法，对于她们而言不是经济原因，而是知识普及的问题。因此在各妇产医院的孕妇学校应有专职的麻醉医生进行无痛分娩的宣教，并且向产妇及其家属强调无痛分娩还可以提高母婴在分娩过程中的安全性。我们还应通过展板、报纸、电视、广播、科普书籍等形式进行科普宣传和教育，国外95%以上的孕妇在来院就诊前就知道无痛分娩。如何让产妇享受分娩，除了医务工作人员在技术上的努力，让产妇及其家人了解分娩过程，了解产痛的形成，了解分娩镇痛技术，是减轻广大妇女分娩痛苦的重要手段。基于此，我们耗时两年撰写了本书。

我们邀请了北京妇产医院相关领域的知名专家（包括麻醉学、产科学、助产学和儿科学等）组成团队，共同撰写这本科普图书，还特别邀请了湖南省荣军医院的麻醉医生姚翔为整本书绘制了漫画。全书通俗易懂、内容翔实、条理分明，从孕期准备到分娩解读，从产痛的性质到镇痛的方法，从无痛分娩发展史到具体操作流程，从家属疑问到分娩经验分享，全方位多视角地帮助准妈妈准爸爸深入了解无痛分娩的相关知识，消除顾虑，提倡健康、先进、自然的分娩方式，希望通过编者的努力，能让更多的产妇享受轻松无痛的分娩过程。创作团队还精心录制了无痛分娩的视频，希望能使准妈妈更直观地了解此技术。

本书的编者均为在一线默默工作的临床医生，在紧张忙碌的工作之余创作编写了这本图书，由于写作水平有限，书中难免存在不足之处，敬请读者多多指正和谅解，同时也为参与本书编写的医生们所付出的心血和辛勤劳动表示感谢！

希望本书能够给中国广大孕产妇带来福音，使她们能像西方发达国家的产妇一样享受无痛分娩，不痛，并快乐着！

徐铭军 孙天宇

2016年6月

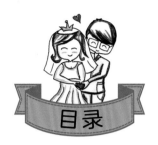

目录

Chapter 1

准备迎接天使的降临

Chapter
2
自然分娩是怎样的过程

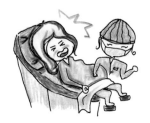

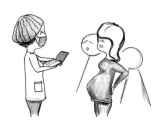

生孩子到底有多疼

Chapter 4 不可不了解的剖宫产

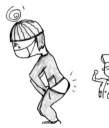

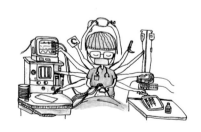

Chapter 5 分娩镇痛的发展史

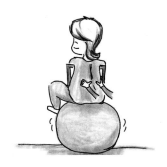

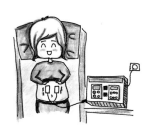

Chapter 6 非药物性镇痛

Chapter
7

药物性镇痛

Chapter 8 "可行走的" 硬膜外镇痛

Chapter 9 无痛分娩中准妈妈及家属的疑问

Chapter **10**　快乐得子产妇的经验分享

新生儿护理及母乳喂养

准备迎接天使的降临

亲爱的准妈妈、准爸爸：为了让您直观地了解无痛分娩的整个过程，编写团队精心录制了视频，请您按照以下步骤操作，即可观看。祝您顺利生产健康可爱的宝贝。

1. 扫描封底圆标二维码或登录 jh.ipmph.com 享受增值服务。
2. 刮开激活卡，输入激活码激活网络增值服务。
3. 下载"人卫图书增值"客户端即可快速查看视频内容。

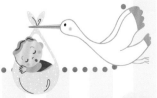

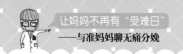
准备 一 产前检查和预产期的计算

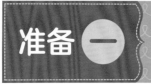

当和你心爱的他（她）经过爱情的洗礼，步入婚姻的殿堂之后……

随之而来的就是生儿育女。

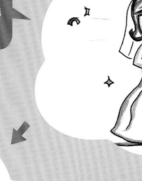

二道杠

有一天，当你的"好朋友"没有如期而至，怀着激动的心情，检测结果提示"二道杠"。从此，你开始了漫长的"十月怀胎"历程。

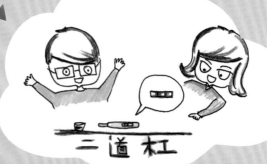

如何确定预产期

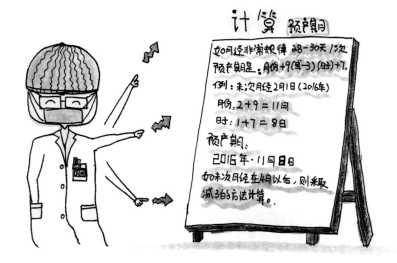

计算 预产期

如月经非常规律 28~30天 1次
预产期是：月份 +9(或 -3)(日)+7.
例：末次月经2月1日(2016年)
月份：2 +9 = 11月
日：1 +7 = 8日
预产期：
2016年·11月8日
如末次月经在4月以后，则采取减3的方法计算。

　　如果月经非常规律，周期在 28~30 天，那预产期便从你最后一次月经的第一天开始计算，那个月的月份如果是大于 3 就减去 3，月份小于 3 加 9 便是出生的月份，日子加 7。例如末次月经在 2016 年 2 月 1 日，预产期应该在 2016 年 11 月 8 日。这是一种简便的估算方法。如果月经不规律，则需要根据早期妊娠的超声、妊娠反应出现的时间、胎动的时间来核对孕周后重新推算预产期。

产前检查的次数和孕周

　　由于孕期保健的主要特点是要求在特定的时间，系统提供有证可循的产前检查项目。合理的产前检查次数不仅能保证孕期保健的质量，也能节省医疗资源。因此，参照中华医学会妇产科学分会产科学组编写的《孕前和孕期保健指南》的相关内容，推荐产前检查的孕周分别是 6~13 周[+6],14~19 周,20~24 周,24~28 周,30~32 周，33~36 周，37~41 周。高危妊娠者，酌情增加产检次数。

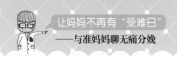
产前检查的内容

● 首次产前检查（妊娠 6~13 周 [+6]）

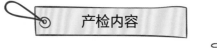 产检内容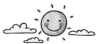

 去社区建立孕期保健手册。

2 回忆月经情况，确定末次月经时间及预产期，告知医生本次妊娠的受孕方式及早孕期的特殊情况。

3 确定分娩医院，进行第一次产检，详细告知医务人员孕产史、家族史、既往史、遗传病史等，注意有无妊娠合并症，如：慢性高血压、心脏病、糖尿病、肝肾疾病、系统性红斑狼疮、血液病、神经和精神疾病等，如果伴有妊娠合并症，应及时遵医嘱到相关学科就诊；不宜继续妊娠者应告知并及时终止妊娠；高危妊娠继续妊娠者，应及时转诊。

4 继续补充叶酸 0.4~0.8 毫克 / 天至孕 3 个月，有条件者可继续服用含叶酸的复合维生素，避免接触有毒有害物质（如放射线、高温、铅、汞、苯、砷、农药等），避免密切接触宠物。

5 改变不良的生活习惯，如吸烟、酗酒、吸毒，避免高强度的工作。

注意早孕反应，必要时进行尿常规检查，警惕妊娠剧吐的发生。

 保持良好的心态，解除精神压力，提早预防孕期和产褥期心理问题。

 在医生的指导下行相关的辅助检查。如血型、血糖、肝肾功能及乙肝病毒及梅毒、艾滋病检查。

 完善超声检查。超声检查的目的是确定宫内妊娠、核对孕周。11~14周的超声还需要进行NT（颈部透明带厚度）检查，这是胎儿染色体异常的超声软指标，如有异常需要除外胎儿染色体异常。对于双胎妊娠，还需要在11~14周行超声明确双胎的类型是单卵双胎还是双卵双胎。

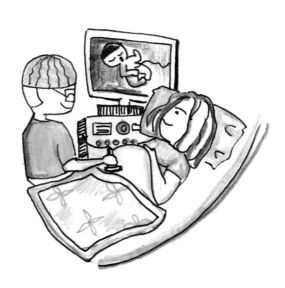

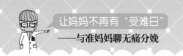
● 妊娠 14~19 周产前检查

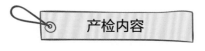产检内容

1 根据医生对首次产前检查的相关结果，遵从医嘱进行下一步的检查。

2 由医生进行身体检查，包括血压、体重，评估自身体重是否合理；测量宫底高度和腹围，评估胎儿体质量增长是否合理，测定胎心率。

3 如医生诊断为宫颈功能不全，应在这个孕周住院行经阴道宫颈环扎术。

4 孕 18 周左右可自感胎动。在产检时注意血压、体重、胎心情况的检测。

5 开始补钙，600 毫克 / 天。

6 行唐氏筛查（最佳筛查孕周为 16~18 周）。如高龄或者其他指征需要行产前诊断者需要在医生的指导下选取恰当的方法除外胎儿染色体异常。

7 如一年内未行宫颈防癌刮片，建议在此期进行宫颈的细胞学检查以除外宫颈病变。

● **妊娠 20~24 周产前检查**

妊娠 28 周之前应间隔四周产检一次。

应该在 18~24 周进行胎儿系统超声筛查除外胎儿的严重畸形。

既往有早产或孕中晚期流产者应进行宫颈长度检查。

血尿常规检查。

● **妊娠 24~28 周产前检查**

注意胎动、阴道出血、宫缩、饮食及运动情况。

进行妊娠期糖尿病的检测。如诊断为妊娠期糖尿病，应在医生指导下合理营养和适量运动，避免严重母婴并发症。

合理控制体重。整个孕期合理体重增长平均为 12.5 公斤，如孕前肥胖者，体重增加的数量应更少。

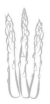

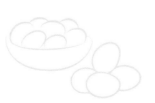
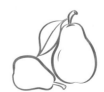

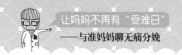

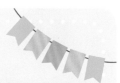

● 妊娠 28~36 周检查

妊娠 28 周以后应该每 2 周产检一次。

1 注意胎动变化，胎动异常及时随诊。数胎动的方法为：每日早、中、晚自行计数胎动各 1 小时，3 小时胎动之和乘以 4 得到 12 小时的胎动计数。正常胎动每小时 3~5 次，12 小时大于 30 次，如果 12 小时小于 10 为胎动减少，提示胎儿缺氧。胎动过频或胎动减少均为胎儿缺氧征象。

2 继续保持原有的生活方式，均衡膳食，适量运动。

3 监测宫高、胎心、血压。注意胎位及双下肢水肿情况。如体重增加过多应警惕妊娠期糖尿病。

4 在医生的指导下进行相关的化验检查，如血、尿常规，凝血功能或者生化的检查。

5 再次进行胎儿系统的超声检查。注意胎儿生长发育情况。

6 注意相关症状的观察，如出现胎动异常、阴道出血、下腹痛及其他不适应尽快就诊。警惕早产或妊娠合并症及并发症的发生。

●妊娠 37~41 周产前检查

妊娠 37 周之后应该每周检查一次。产检内容包括：

1 分娩知识的宣教，在医生的指导下选择合适的分娩方式。了解妊娠晚期常见症状如见红、破水或临产等相关知识。了解产程的基本常识，了解分娩镇痛的常见方法，为分娩做好充足的身心准备。

2 胎儿宫内情况的监护，如胎心监护及超声。

3 妊娠 37 周左右无阴道分娩禁忌者可进行骨盆测量。如存在阴道分娩禁忌，则应在 39 周左右择期剖宫产终止妊娠。

4 如 41 周仍未临产应住院，并在医生的指导下引产，存在高危因素者如妊娠期高血压疾病或妊娠期糖尿病者酌情提前引产。

5 学习产褥期保健的相关知识，如何坐"月子"及母乳喂养等。

祝大家都有一个快乐的孕期，有一个健康快乐的宝宝。

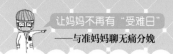

准备 二　产前物品准备

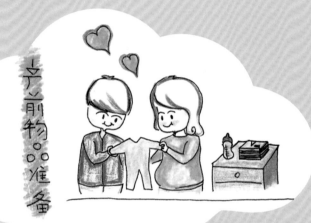

　　为了迎接新生命的到来，也为了防止因突然到来的早产预兆而惊慌失措，准妈妈应提前做好准备，包括房间的准备、办理住院所需证件、妈妈和宝宝所需用物、衣物等。这些准备宜早宜细，以避免出现紧急情况时的慌乱和手足无措。

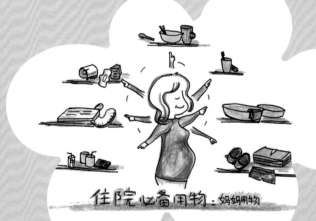

孕妇的准备

在预产期前一至两个月时，准妈妈就应该为迎接小宝宝做必要的准备工作了。要将产褥期所需的内衣外衣准备好，洗净后放置在一起。内衣内裤尽量选择型号合适、舒适、透气性好的纯棉制品，上衣宜选择易穿脱、方便哺乳的样式为主。应多准备几套，以方便换洗。另外，还应备好适量的卫生巾、卫生纸等。

准爸爸的准备

准爸爸应在妻子生产前将房间收拾好，使妻子愉快舒适地度过产褥期，使宝宝生活在一个清洁、安全、舒适的环境里。应选择阳光和朝向好的房间，这样夏天可以避免过热，冬天又能得到最大限度的阳光照射，使居室温暖。居室内采光要明暗适中，最好有多重窗帘以便随时调节采光。居室应通风条件好，不要接近厨房等多油烟的房间。

同时应将家中的被褥床单、枕巾、枕头等换洗干净，并在阳光下曝晒消毒，以便使产妇顺利地度过产褥期。

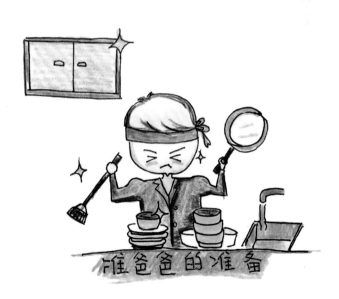

准爸爸的准备

办理住院的手续和用物

孕妇在入住医院时一定要携带办理住院手续的所需用品，尤其是各种证件不要遗漏。这些证件包括：医院就诊卡、社保卡、身份证、现金或银联卡、产科门诊保健手册、《**市生育服务证》。可提前将这些证件收好放置在一起，以免在紧要关头造成不便。

 住院必备的物品

住院必备的物品因人而异，一般来说有些医院已提供许多用品，孕妇应事先了解，按需自备。

婴儿用物：医院为婴儿提供襁褓2套、一次性纸尿裤16片装1包，妈妈应自备浴盆、湿纸巾、洗护用品、小毛巾及出院时所需小包被（视季节而定）。不要带奶瓶、奶粉和安抚奶嘴。

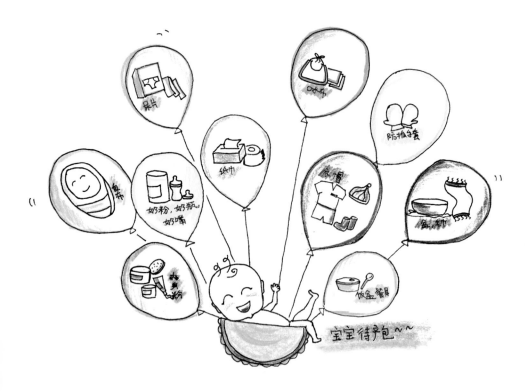

　　妈妈用物：餐具，水杯，洗漱用品，两条毛巾（擦脸、擦脚），两个脸盆（洗脸、洗脚），防滑拖鞋，卫生巾，卫生纸，换洗内衣，内裤，喂奶衫，产褥垫2~3包，吸管（产后不方便起身时可用吸管饮水），马桶垫，出院所用衣服等。也可提前准备一些巧克力和功能性饮料等，为自然分娩补充体力，妊娠期糖尿病的妈妈可准备一些全麦面包或低脂牛奶等。

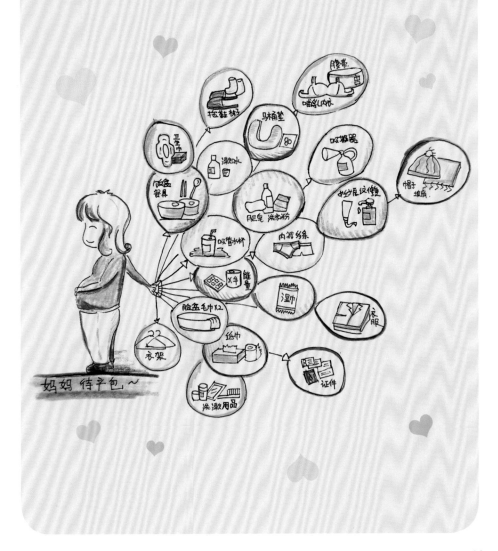

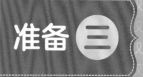

准备 三　产前心理准备

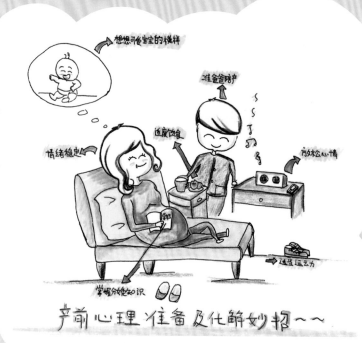

产前心理准备及化解妙招～～

　　"我能不能顺产？""自然分娩到底有多疼，我能坚持下来吗？"大多数准妈妈临近预产期时都会产生恐惧和焦虑情绪，这是为什么呢？这也许是孕妇的性格导致的，会担心很多方面的问题。然而产前焦虑的危害是很大的，所以有必要提前了解原因，预防产前焦虑，使自己有充足的信心和良好的状态，迎接即将到来的分娩。

常见的担心

No1　担心生产中发生意外

　　尽管目前医生们一再向公众解释"自然分娩的优势是无可比拟的"，可还是有好多临近生产的准妈妈们仍毫不犹豫地选择了"剖宫产"。为什么呢？因为有好多准妈妈除了害怕生产疼痛之外，还担心"万一顺产不成，该怎么办"之类的突发状况。不可预知的意外，加重了产前的忧虑。

No2　害怕生产过程中的痛

　　这可能是准妈妈们常担心的事。由于缺乏经验，再加上周围过来人的现身说法会让她们更加惧怕分娩疼痛，有的人甚至还会把分娩疼痛进行夸大。好多生过宝宝的妈妈们在跟她们聊天时会说："当时痛得都想去死！"可见生产时的痛有多厉害。还有的"过来人"说分娩时要剪一刀，想想都可怕！

No3　怕生出的宝宝不健康

　　这也是大多数准妈妈在产前比较恐惧的问题。有的甚至在睡觉时会梦到自己已经生下了宝宝，而且还是畸形。醒来后对自然分娩更加没有信心。这样的不安情绪，不利于腹中宝宝的健康！

化解妙招

　　过多地惧怕分娩不仅会影响腹中宝宝的健康，而且紧张的情绪还会延长准妈妈的产程。所以，准妈妈们还是应该保持良好的心态去迎接宝宝的到来吧！争取做一位勇敢而伟大的新妈妈！

　　下面的一些方法也许可以助你一臂之力哦！

妙招 1：稳定情绪

　　准妈妈应该知道，分娩是大自然赋予女性的天然能力，是每一个健康的育龄女性完全能够承受得住的。应该相信自己的能力，相信自己是可以坚持下来的。

虽然分娩的过程会很痛，但这种疼痛是古往今来的女性们都会有的生理过程，没有那么可怕，况且，现在成熟的无痛分娩技术可以让准妈妈不痛并快乐着生孩子。相反，有些准妈妈就是因为紧张、恐惧才会加重疼痛，越痛越怕，构成了一个恶性循环。因为情绪紧张也会影响产道的扩张，使得宫口没有预想中开得那么好，就会大大影响产程。所以，准妈妈产前稳定情绪很重要。

妙招2：掌握分娩知识

人的恐惧大多是缺乏科学知识而胡思乱想造成的。所以，建议准妈妈在产前多看一些关于分娩的图书或杂志，了解整个分娩过程，准妈妈的恐惧心理就会被科学的知识所取代，也就不会胡思乱想，更不会被那些恶梦所困扰了！这种方法不但效果好，而且还可以增长知识呢！

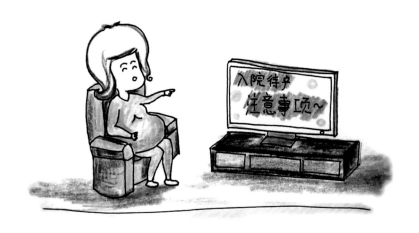

妙招3：适度饮食+运动

孕晚期，随着肚子一天天地大起来，准妈妈的行动逐渐不便，胃口也特别的好。这个时候需要适当控制下自己的饮食，不要吃甜食及一些高热量的食物，以免肚中的宝宝过大而影响顺利生产哦！此外，准妈妈也不要太偷懒了，切忌一直躺在床上，可以适当做一些比较轻松的运动，比如散步、做孕妇操、在室内适当走动等，这些都有助于顺利生产，减少分娩疼痛。

妙招4：准爸爸陪产

目前国内有些医院可以允许准爸爸进入产房陪伴分娩。如果条件不允许，准爸爸可以在准妈妈进入产房前多陪伴她，因为在生产时有准爸爸陪在旁边，那将是给准妈妈心理和精神上强有力的支持，这也是其他人所无法替代的。因为丈夫知道妻子的爱好，在准妈妈疼痛不安时，准爸爸可以给予爱抚和安慰，帮她赶走不适。也可以在她大汗淋漓时及时帮她擦汗，或给她按摩、紧握住她的手等一些亲情的温暖，以分散注意力，缓解疼痛。

妙招 5：正确呼吸

在宫口开大的时候，配合规律有效的深呼吸，是准妈妈缓解疼痛，放松身体的好方法。此外，准妈妈要记住，切不可大声喊叫，那样既浪费了自己的体力，更容易造成腹中的胎儿缺氧！

妙招 6：想想可爱宝宝的模样

十月怀胎，经历了那么多辛苦，不就是为了最后能够见到可爱的小宝宝嘛！在最后的关头，请准妈妈憧憬一下就要出来的宝宝会是多么可爱的模样吧！像爸爸还是像妈妈？男宝宝还是女宝宝？并想象一下，把他小小的、软软的身体抱在怀里的感受，就要当妈妈了，兴奋吧！这样能够分散准妈妈对疼痛和恐惧的注意力，让准妈妈体会到快乐分娩的过程。

因此，分娩前产妇们可以学习上面的方法，来克服分娩前的恐惧，这样就可以让分娩轻松进行。

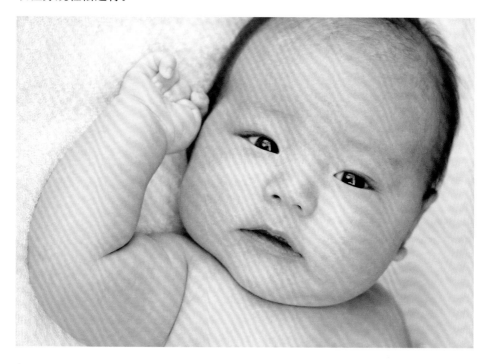

准备 四 选择信任的医院

现在，产妇分娩不论是自然分娩还是剖宫产，大都在医院进行，可以负责为产妇提供服务的医院种类很多，包括综合医院、妇产科专科医院和私立医院等。准妈妈们应从怀孕开始到分娩，最好一直定期在同一家医院检查。因此，确认怀孕后，就要开始考虑选择在哪所医院进行产检和分娩了。为了有个健康的孕期和安全的分娩过程，当然要把自己和宝宝的健康托付给值得信任的医院和医生。在作出选择前，需要事先对各类医院提供的服务有所了解。

 ## 考察医院的要点

 ### 口碑如何

可以提前通过多种渠道了解该医院医疗设施的清洁度与安全性，医生的诊疗水平如何，医院床位是否足够，是否有设备齐全的新生儿科，能否提供一定数量的单间病房和单间产房等信息，综合评判再做选择。以免等到孕晚期或临产后才感觉医疗服务条件不满意，就难做更改了。

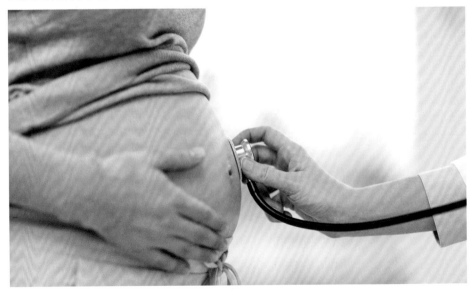

是否能自主选择分娩方法

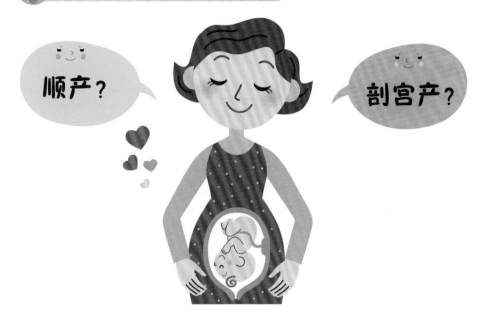

　　一般来说，选择医院的时候，也可同时选择分娩方法。孕妇进行孕期检查时，医生会测量骨盆各径线，评估骨盆条件，预估胎儿大小，然后根据综合因素评判，决定分娩方式。值得提醒的是，选择自然分娩的妈妈无法提前预知和控制宝宝出生的时间，宝宝有可能在夜间或节假日时间段出生。所以，准妈妈应提前了解医院规模，节假日期间医护人员配备是否充足，医院是否提供助产分娩（由助产士一对一陪伴产妇），是否可以由亲人陪伴分娩，医院是否提供多种分娩镇痛方法，自己是否介意该医院实行外阴切开术等。

母婴分室还是母婴同室

　　这两种方法各有利弊。母婴分室，新生儿会放入专门的新生儿室，妈妈分娩后虽然能得到较好的休息，但不利于泌乳和与新生儿情感交流。同时，由于不能及时得到有关新生儿的信息，容易加重心理负担，引发产后抑郁。

　　母婴同室，虽然妈妈可能会休息不好，但是母婴24小时在一起可以增加感情交流，能够做到让新生儿按需哺乳，保持妈妈泌乳通畅，减少产后出血。共同参与新生儿的护理，可以让产妇和家属放心。

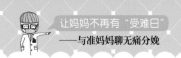
 是否倡导母乳喂养

众所周知，母乳喂养对于母婴双方都有很大的益处。所以，在倡导母乳喂养的医院，医生和护士会极力鼓励母乳喂养，并及时给予专业的指导。

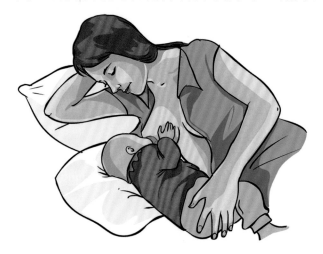

 是否有相关的新生儿服务

了解分娩的全过程，医院是否提供及时的胎心监护。新生儿出生后，医院是否提供新生儿沐浴、游泳、抚触等服务，对新生儿的检查诊疗制度是否完善，医院是否配有新生儿科，以及是否有专业的儿科医生，以便能够对分娩过程中突发的有关新生儿的紧急情况给予救治。

 地理位置

怀孕后，孕妇要定时前往医院进行产检。临产时，更需要在出现异常情况时迅速前往医院。因此，医院离家不宜太远，应选择家附近、交通便利的医院。

 价格

分娩的费用也是准妈妈不得不考虑的问题之一。只要能够确保自己得到良好的生育服务，就没有必要追求天价的分娩消费。更没有必要相互攀比，要量力而行。

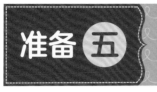

准备 五 提前了解入院后的注意事项

请一位信任、亲密的亲属陪伴

因为分娩产妇经历巨大的身心痛楚及心理压力，单靠产妇一个人的力量是无法度过的。因此，事先要安排一位真正能为产妇提供身心支持的人陪伴，这个人通常是产妇的爱人、产妇的妈妈或姐姐。待产时不要有太多亲友来访，否则会干扰产妇休息及侵犯隐私。

了解入院过程

需首先将必要的证件、物品集中备于易取得的地方，以免届时手忙脚乱将物品遗漏，影响办理入院手续。同时，入院后医护人员会询问您一些孕检数据，作为后续处理的参考。所以，准妈妈们也要将孕期检查的相关检查结果、化验单等备好带齐。

详细了解住院指导

当准妈妈入住病房后，会有一名责任护士负责您的治疗护理工作，作详细的住院指导。准妈妈们要认真听取，并记住自己的责任护士，有问题及时与她联系。

环境介绍

护士站：为护士办公区，24小时有人值班，有问题第一时间来此处咨询。

医生办公室：有与治疗相关的问题来此处咨询。

配餐间：提供24小时热水并配有微波炉。

污物间：如需要查尿，留好后将尿标本统一放置在固定的标本架上。

公共卫生间和洗澡间：为大房间孕产妇使用。单人房间和双人房间配有独立的卫生间和洗澡间。

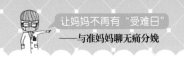

呼叫器：每张病床上方安装有呼叫器，有事情可按呼叫器与护士联系。

入室后，请将随身携带物品放入相应的壁柜或床头柜内，并保管好贵重物品，以防丢失。请勿携带过多的生活用品，需保持病室的整洁。

用物准备

孕产妇：洗脸盆、洗脚盆、毛巾、洗漱用物、水杯、餐具、卫生巾、卫生纸、换洗内衣裤、产褥垫、防滑拖鞋等。

新生儿：大椭圆形洗澡盆、小毛巾、护肤用品、湿纸巾等。

如医院为爱婴医院，倡导母乳喂养，准妈妈们无需带奶瓶、奶粉来院。

探视陪护制度

为保证母婴安全，避免交叉感染，一般医院规定家属在每日下午 14:00~18:00 按时探视。每床探视人员限定 2 人，探视结束后家属需及时离开病房，不能带儿童进入病房。亲属进入病房后应先洗手，不能大声喧哗、洗衣、洗澡、吸烟等，不要坐卧病床。

亲属的外衣及杂物不要放在新生儿床上，避免发生交叉感染。

母婴安全

医院实施 24 小时母婴同室，新生儿的日常护理及治疗均在母亲床旁进行，无特殊情况新生儿不离开母亲。如新生儿需外出检查，应由责任护士负责护送。如母亲有外出检查或治疗，应将新生儿交由护士照看。需将新生儿放置于安全位置，以免发生坠床等危险。病房内如发现可疑人员，应及时与医护人员联系。出院前需通知责任护士，将新生儿外出通知单交与家属管理，方可离开病房。

左侧卧位

吸氧或卧床休息时，尽量采取左侧卧位，可避免胀大且右旋的子宫压迫下腔静脉，导致回心血量和心搏出量减少，出现低血压。左侧卧位可使下腔静脉血流通畅，改善静脉回流及压迫，有利于改善胎盘血液循环。

自数胎动

胎动可反映胎儿在子宫内的情况。每日早、中、晚各数一次，每次 1 小时。用三次胎动数的总和乘以 4 即为 12 小时内胎动次数。胎动次数大于 30 为正常，少于 20 次为胎动过少，少于 12 次提示胎儿缺氧。数胎动时应注意胎动持续时间，一次胎动持续 3 秒以上为正常。

产妇入院后需做哪些检查

观察子宫收缩情况。医生会定时或连续观察产妇的宫缩持续时间、间隔时间及强度。

监测胎儿。产程开始后，每小时在宫缩间歇期测一次胎心，待宫口开全后每 15 分钟测一次胎心。如出现胎心异常或羊水异常等胎儿窘迫征象时，需持续行胎心监护并吸氧。

阴道检查。医生会根据产程进行阴道检查，以了解子宫颈口扩张和胎先露下降的情况。如已破水，还需了解羊水性状。

测量生命体征。护士会定时给产妇测量体温、脉搏、呼吸、血压，如有异常会加强监测，并通知医生做相应处理。

同时医生会询问孕妇一些孕期检查的结果、既往疾病史、手术史、过敏史、家族史等信息，以完善入院病历记录。

自我调节

自然分娩是一个时间漫长且非常消耗体力的过程，产妇在待产过程中应学会自我放松的技巧，以免过于精神紧张，消耗体力，影响分娩。

1 放松休息：为了顺利完成整个分娩过程，需要储备精力。最初在宫缩不是特别规律时可以在宫缩间歇期把握时机休息放松，调节呼吸，避免因过度紧张造成疼痛感加强，消耗体力。

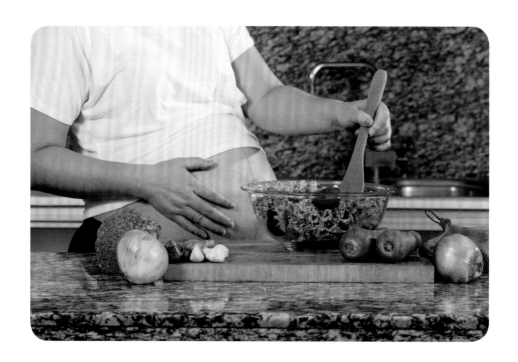

2 适度进食：临产时可少量多次进食进水，以保持体力。可以选择一些清淡易消化的饮食，如粥、面条汤等，也可根据自己的口味喜好及血糖情况选择一些果汁、面包、奶制品、功能性饮料、巧克力等。因产程中肠蠕动减慢及消化功能减弱，所以不建议吃油腻不易消化的食物，以免加重肠胃负担而引起呕吐，造成不适。

3 定时排空膀胱：处于阵痛中的产妇常因下腹部不适而疏忽了排尿，或因为胎头下降压迫所致无法解尿、膀胱胀大。不但容易使产妇产后膀胱受损、排尿困难，而且产程中也会阻碍胎头下降，影响产程进展。所以待产过程中应注意2~4小时排尿1次。

4 小心便意感：当宫口开大、胎头下降到一定程度时，压迫直肠会使产妇产生便意感，不由自主地向下用力。此时切勿去洗手间解大便，一定要找医护人员帮您内诊，确定宫口是否开得很大，甚至是全开。如未全开，切勿过早用力，否则容易造成宫颈水肿，而延迟产程。甚至造成宫颈裂伤，引发出血。

准备 六　了解神秘的产房

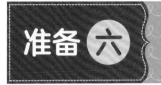

　　分娩室是每个准妈妈的必经之地，助产士是每个孩子在出生时第一个亲密接触的人。临近生产，每个准妈妈都会好奇：分娩室是什么样子的？里面有些什么？助产士是什么样的？她们都做些什么？因为分娩室和手术室一样，是半封闭科室，为避免感染，一般人员不允许进入。所以分娩室对准妈妈来说充满神秘感，让我们来听听准妈妈是怎么说的吧：

😟 我觉得产房特别阴森恐怖，有很多冰冷的器械，助产士是产房里必不可少的一群人，会转移产妇的注意力，引导产妇顺利生产。

😟 想象中产房特别破，许多人在一个房间，互相看，完全没有隐私，助产士就是医生，定期过来看看各位产妇的情况，而且给人感觉比较凶。

😟 我完全不知道有助产士这个岗位，只知道医生和护士，认为给产妇接生是医生和护士负责。

😟 想象中产房很恐怖，一堆产妇在里面哇哇乱叫，助产士会给我侧切，让我使劲，产房里有各种器具，还有那种翘腿上去的椅子，有点儿像进审讯室的感觉。

😊 我想象中产房很阴森恐怖，到处都是血，很吓人，医生都很厉害。

　　那么从上面的言论可以看出大部分的准妈妈们还是对分娩室充满了恐惧感。因为她们不了解分娩室这个特殊的领地，不了解助产士这个特殊的群体。下面，让我们来揭开那层神秘的面纱，充分了解一下分娩室和那群可爱的助产士吧。

　　以首都医科大学附属北京妇产医院的分娩室为例。

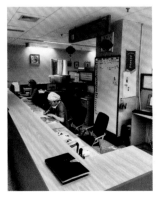
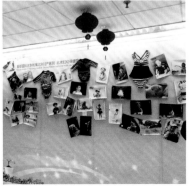
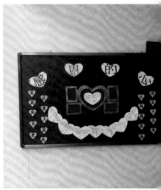

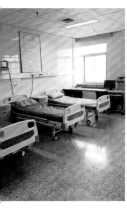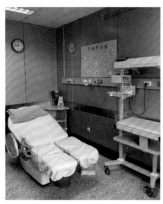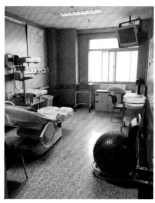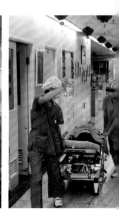

分娩室有2间待产室、5间单人产房、2间大产房，共有15张待产床、8张产床。准妈妈们临产后宫口开2指以上就可以从急诊室或病房送入分娩室，入室后先在待产室待产。在这里，产妇要接受内检、监测生命体征、胎心监护等检查，如果没有特殊情况不影响活动，助产士会鼓励和指导产妇在第一产程采取自由体位，可以缓解疼痛，加快产程进展。因此，在待产室内单独设置了一块区域，铺上柔软舒适的地垫放置瑜珈球。产妇可以在这里自由选择采取各种体位，愉悦的待产。同时，助产士还会在房间里播放轻柔舒缓的音乐，或通过电视播放宣教片视频，点上香薰精油，为产妇创造一个良好、放松的待产环境，使准妈妈们不再紧张、恐惧。

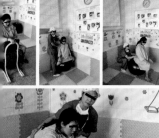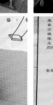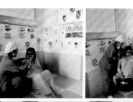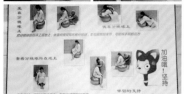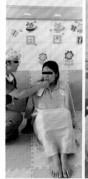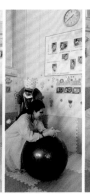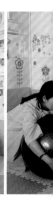

　　在待产过程中，医生会严格按照时间给产妇检查宫口扩张情况，当宫口扩张到一定程度时，如产妇有意愿在分娩过程中有家人陪伴，可以提出要求，助产士会将产妇移至单人间并请一位家属进来陪伴，这位家属可以是产妇的爱人、妈妈或者姐妹等。

　　陪伴分娩可以让爸爸参与到分娩过程中，在医生的指导下，陪伴产妇一起生产，并鼓励和安慰产妇，使产妇的心情更加放松，增加对分娩的信心和勇气。对产妇进行持续的心理支持，有助于减轻产妇的心理压力，减轻焦虑、恐惧心理，减少疼痛和产后出血量，增加安全感，可增进夫妻感情，促进护患交流与沟通。产妇与家属在单间产房内继续待产、分娩、产后观察，直至安返病房。

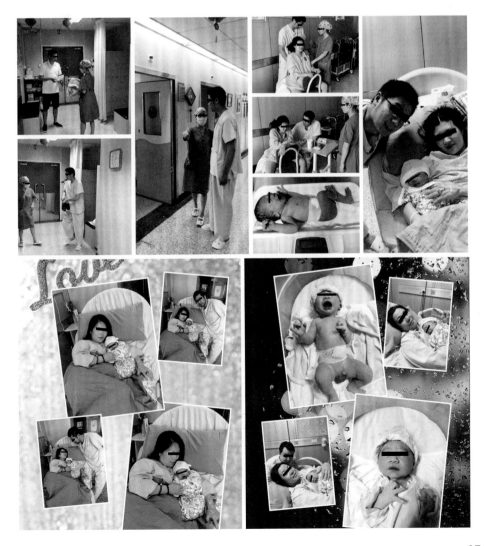

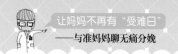
当产妇初次进入分娩室，看到那些冰冷的医疗器械，大多会感到不寒而栗。其实，那些貌似冰冷、没有人情味的器械，却是真正能够帮助产妇顺利分娩，并保证母婴安全的重要用具。

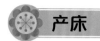 **产床**

大多数产床是固定在产房内的，有专门利于产妇分娩体位的支架，有些部位可以抬高或降低，床尾可去掉，以方便分娩和缝合伤口。产妇可以在这张床上完成待产、分娩及产后观察整个过程。

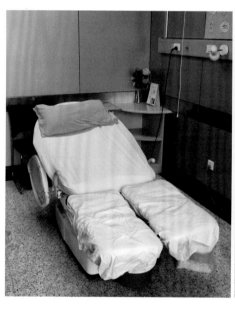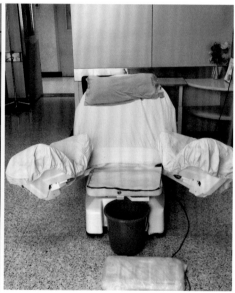

胎心监护仪

可以记录下胎心率曲线和宫缩压力波形，可不断输出结果，以供临床分析应用。胎心监护是正确评估胎儿宫内状况的主要检测手段，对及早发现胎心异常，提示医护及时处理，降低围产儿死亡率起着重要的作用。

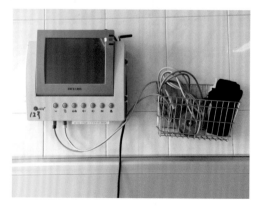

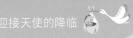

新生儿红外线辐射暖台

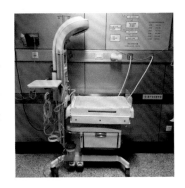

因新生儿的热量容易丢失，所以在分娩前提前将辐射台打开预热，保持适当的温度。新生儿娩出后初步复苏、脐带处理等操作在此进行，可避免体温降低的情况发生。

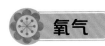 氧气

在待产室和分娩室都有吸氧的设备，宫缩时胎儿的血液和氧气供应都受到一定程度的影响，适时地吸氧会使胎儿体内的氧气储备增加，增强对宫缩的耐受能力，对产妇和胎儿是有好处的。

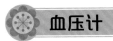 血压计

用来测量血压。所有的产妇在产程中都要适时地测量血压。

吸引器

胎儿在母体内处于羊水包围的环境之中，口腔和肺内有一定量的羊水存在，新生儿经过产道的挤压，使呼吸道内的羊水和黏液被排挤出来，使新生儿湿肺及吸入性肺炎的发生率大大减少。但少数新生儿口腔仍有羊水甚至胎粪存在，这就需要用吸引器吸出口腔内的秽物，这是分娩室必备的设备之一。

心电监护仪

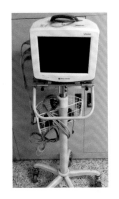

用来连续动态地监测心率、呼吸、血压、血氧饱和度等，并能自动存储数据以提供给医生应急处理和治疗的依据。用于重度子痫前期、心衰抢救、产后出血抢救等危急重症产妇的检测。

输液泵

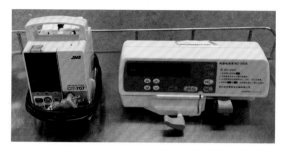

是电子控制装置，通过作用于输液导管，达到控制输液速度的目的。用于需要严格控制输液量和药量的情况，用于使用催产素引产的产妇、硫酸镁控制血压或保胎的产妇等。

在分娩室里有一个特殊的群体——助产士，她们对于产妇能够顺利分娩起到了关键性的作用。她们会为产妇提供全方位的指导，包括缓解疼痛、饮食指导、分娩指导、产后健康宣教等。下面让我们来具体了解一下助产士能为产妇提供什么样的帮助。

❀ 待产陪护：从进入分娩室开始，助产士就会向产妇提供全过程、全方位的护理，并向产妇介绍分娩的生理特性，消除其恐惧心理并随时观察产妇出现的各种异常情况，及时通知医生，给予处理。同时还要兼顾为产妇家属解答各种问题。

❀ 全程指导：由于产妇对分娩过程不了解，会加重紧张心情，从而导致产程延长。而助产士可以在整个产程中为产妇进行解释、引导、帮助、鼓励，并协助指导家属参与到分娩过程中，有条不紊地等待宝宝的降生。

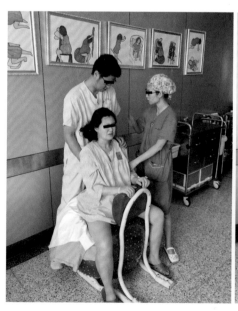

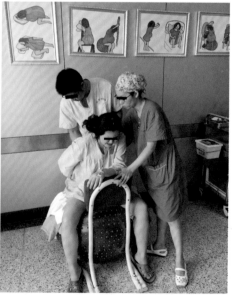

❀ 监测胎儿情况：对进入分娩室的每一位产妇，根据其具体情况实施定时或持续的胎心监测，以便了解胎儿在宫内的情况。

❀ 阴道检查：在分娩过程中，潜伏期每 4 小时阴道检查一次，进入活跃期后每 2 小时进行阴道检查一次，以了解宫口扩张及胎儿先露部下降的情况。

❀ 观察破膜情况：一旦破水，助产士会立即听取胎心，观察羊水的性状、颜色及量，并记录时间。

❀ 观察生命体征：每 1~2 小时测量一次脉搏、呼吸、血压。

❀ 指导排尿：指导产妇每 1~2 小时排尿一次，以免膀胱过度充盈而阻挡胎先露下降，影响产程进展。

❀ 指导放松技术：助产士要创造轻松、温馨的待产环境，播放轻松舒缓的音乐，指导产妇正确调节呼吸，以及使用各种按摩器具，为产妇提供各种非药物性或药物性镇痛方法，为产妇科学、无害、最大程度地减轻产痛。

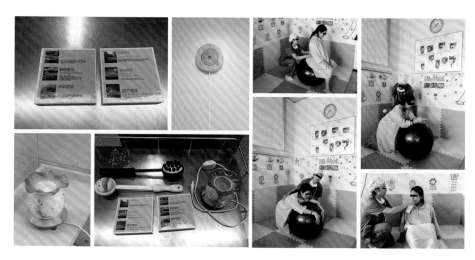

❀ 饮食指导：在整个分娩过程中，指导产妇少量多次地进食高热量、易消化的清淡饮食。也可适当进食恢复体力的食品或功能性饮料，提供足够能量，保证产妇在分娩时有充沛的精力和体力。另外，要帮助和鼓励产妇多饮水，以补充因大量出汗而丢失的水分。

❀ 生活护理和基础护理：长时间、剧烈的阵痛使产妇常不能自行饮食，助产士会帮助产妇进食进水。产妇如厕时要陪同，以增加产妇的安全感。临产时产妇因消耗多而大量出汗，助产士会及时为产妇擦汗、更换潮湿衣物，避免着凉，随时为产妇整理杂乱的发型，使产妇保持良好的精神状态，顺利分娩。

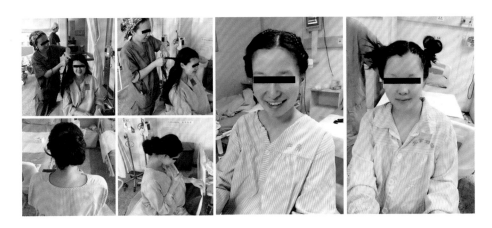

❀ 指导产妇正确使用产力：宫口开全进入第二产程后，助产士会鼓励并指导产妇配合宫缩正确用力以增加腹压，同时要持续监测胎心，在适当的时候准备接产。

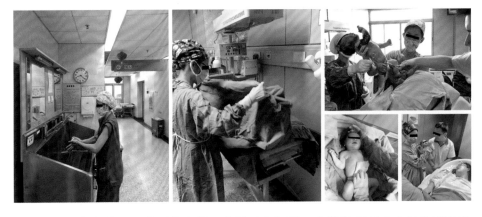

❀ 产后卫生宣教及母乳喂养宣教：宣教卫生知识，尤其是产后个人卫生指导及母乳喂养指导，同时指导产妇正确的哺乳方法。

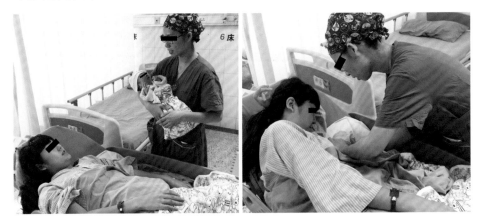

准备 七　孕妇学校

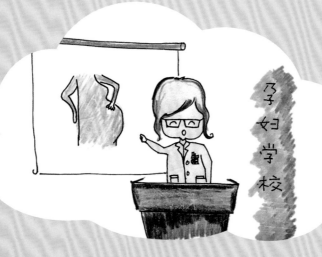

　　您知道吗——孕妈妈在怀孕后身体会发生哪些变化？您如何应对？孕期容易得哪些疾病？该如何预防，并及时发现危险情况呢？

　　您知道吗——分娩是一个自然的生理过程，大多数人都能顺利通过，临产时会有哪些状况发生呢？产程中出现异常情况该如何处理？

　　您知道吗——在产程中如何应对越来越频繁的产痛？如何选择科学的镇痛方法，才能最大程度地缓解疼痛，保持体力，顺利地将分娩进行下去？

　　您知道吗——宝宝出生后，面对柔软稚嫩的他/她，您应如何照护他/她？妈妈们又该如何科学地度过产褥期呢？母乳喂养的注意事项有哪些呢？

　　初为人母，经历过那份喜悦、感动之后，随之而来的就是种种不得不面对，不得不考虑的问题了。那么从何处能够获取科学、有效的孕期知识、育儿知识呢？当然可以通过书本、网络、媒体宣传等多种渠道。还有一种渠道更为方便、科学和经济，那就是各大医院免费开设的孕妇学校。以首都医科大学附属北京妇产医院为例，我院开办孕妇学校多年，孕妇学校每天都有资深的产科专家、麻醉科专家、产科护士长、病区护士长以及分娩室高年资助产士等，通过图片和仿真实物展示、幻灯播放、现场操作指导以及模拟分娩体验等多种形式授课，内容丰富、形式多样，广泛而深入地为准爸妈们普及优生优育知识。在这里，我们见证了许多准妈妈从初为人母时的半知不解、无从下手，到宝宝出生、母乳喂养以及日常照料等方面都能熟练掌握。那么，孕妈妈上孕妇学校的意义何在呢？

1 孕妇学校的开设，为孕妇与医院之间提供了一个交流平台。可以增加双方的信任、理解和支持。能消除彼此之间的陌生感。互动式的授课让孕妇对医院的工作人员、环境、就医程序以及入院分娩的必要准备有一个全面的了解。增强了孕妇孕期的自我保健意识，并针对孕妇早、中、晚期的不同心理、生理特点，进行有的放矢的保健指导，及时排除孕妇焦虑、稳定情绪，有利于母儿的身心健康。

2 通过孕妇学校对分娩过程以及注意事项的讲解，可以强化孕妇对分娩过程的认知，掌握分娩过程中的呼吸方法、自由体位，并辅以饮食、镇痛等方面的知识和技巧以及如何配合医生。能够消除孕妇的紧张、恐惧心理，从而有利于促进自然分娩。

3 通过孕妇学校的讲授，可以提前为孕妈妈们做产后健康生活方式的指导，并对产妇进行心理疏导和护理干预、宣教科学育儿知识。

4 我们也鼓励并欢迎准爸爸一起参加，让他了解到自己在妻子孕期、分娩期和宝宝护理过程中的重要作用。

5 母乳喂养的教育会贯穿于整个孕产期。大量数据表明，按时参加孕妇学校的孕妈妈们发生孕期并发症少、难产少、剖宫产少、新生儿窒息少，孕期正常的多、顺产的多、产褥期正常的多、纯母乳喂养的多。这四少四多正是孕妇学校健康教育先行所取得的成果。

Chapter
2

自然分娩是怎样的过程

孕妈咪 疑问 一 生孩子是怎样启动的？什么时候需要住院？

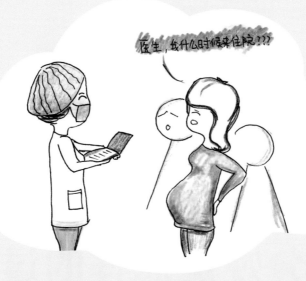

"医生，你帮我查查，看我还有几天能生？"这是产科门诊经常遇到的问题，但却是医生最难以回答的问题之一。

生孩子到底是怎样启动的？迄今为止，众说纷纭，但共同认为是多方面因素协同作用的结果。

其一，胎儿因素。随着胎儿的生长，胎儿肾上腺发育长大，分泌的皮质醇及类固醇亦相应增多，经过胎儿胎盘单位的作用，使母血中雌三醇浓度增加，从而使得蜕膜中前列腺素浓度升高，继而诱发宫缩。

随着妊娠的进展，胎先露下降，压迫宫颈和子宫下段，通过神经反射作用于脑垂体后叶，释放催产素，并促使催产素受体产生。妊娠晚期，催产素与其受体结合，加上胎盘功能有所减退，维持子宫安静状态的孕激素含量减低，从而诱发宫缩。

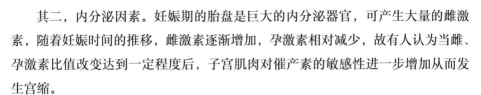

其二，内分泌因素。妊娠期的胎盘是巨大的内分泌器官，可产生大量的雌激素，随着妊娠时间的推移，雌激素逐渐增加，孕激素相对减少，故有人认为当雌、孕激素比值改变达到一定程度后，子宫肌肉对催产素的敏感性进一步增加从而发生宫缩。

其三，神经内分泌因素。诱发宫缩的激素除了催产素还有前列腺素的作用，子宫肌肉层有 α、β 两种肾上腺素能受体。兴奋 α - 受体可刺激子宫收缩，兴奋 β - 受体可抑制子宫收缩，去甲肾上腺有兴奋 α - 受体的作用，这些内源性物质的释放，可能与分娩发动有关。

此外，还有一种理论是与子宫膨胀理论有关，随着胎儿体积的增加，子宫所承受的压力不断增大，子宫肌纤维受到机械性牵拉，发生反射性宫缩，胎膜与宫壁的错位，使得蜕膜中前列腺素释放，诱发宫缩。

通常宫缩发动会在夜间，从开始不规律到后来间隔逐渐缩短，强度逐渐增加。那何时来医院合适呢？有些孕妇会先发生破水；有些孕妇最先的征兆是血性阴道分泌物，即所谓的"见红"；还有些孕妇直接表现为宫缩疼痛。一般来说，见红后 28 小时内，大多数孕妇会临产，破水 24 小时内会临产。总体来说，见红后可等待出现规律宫缩（即间隔 4~5 分钟，持续时间 30 秒左右的宫缩）；破水后应避免直立时脐带脱垂，应减少行走，平卧，尽快来医院检查胎心状况，适时引产。

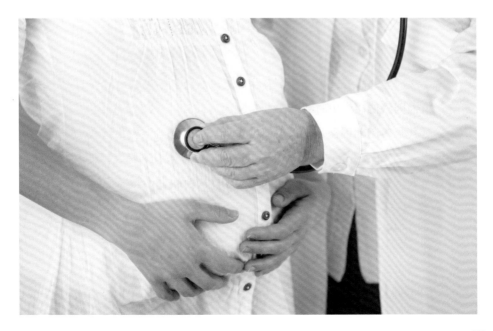

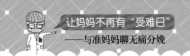
孕妈咪
疑问 二
分娩过程，究竟是怎么一回事？

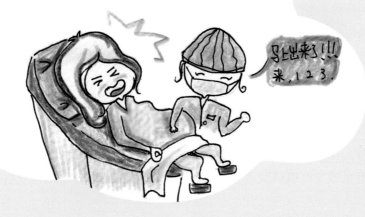

说到分娩，就会说到影响分娩的因素。包括精神因素、产力、产道和胎儿大小。

产道又分为骨产道和软产道。如果没有合并生殖道畸形，通常软产道对分娩的影响不如骨产道的影响大。以头位分娩为例，当临产发动后，胎头进入骨盆入口平面，胎头矢状径与骨盆斜径相重合，这一过程称作衔接，大部分孕妇可于妊娠34周后完成，少数孕妇在宫缩发动后完成。衔接后在进行性加强的宫缩作用下，胎头持续下降，贯穿整个分娩过程。

胎头下降是判断产程进展的一个重要指标。特别是当胎头越过中骨盆狭窄平面后，胎头下降将更为明显。随着宫缩的加强和胎头下降，胎头一般在宫口开大5~6厘米时达到中骨盆平面，中骨盆平面后面是

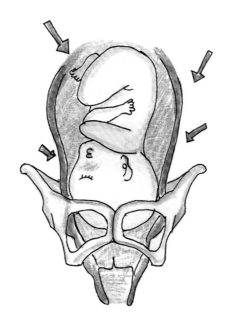

骶骨，前方是耻骨联合，两侧为骨盆壁，坐骨棘位于此平面，坐骨棘间径是整个产道中最为狭小的径线。胎头下降到此平面受到阻力，开始俯屈，下颌紧贴胸部，以胎头最小径线－双顶径通过中骨盆平面。

　　骨盆入口平面是一个横径长，前后径短的横椭圆假想平面，中骨盆平面则为前后径略长，横径狭小的假想平面。胎儿为了通过这一径线狭小的平面，就需要调整自己的姿态，适应骨盆的径线。此时，胎儿在俯屈的同时，发生旋转，调整胎头方位为枕前位，即胎儿的小囟转至耻骨弓下，面部朝向母体。部分胎儿由于宫缩强度不够，俯屈不良，产程在此时可能会发生停滞，但当胎儿调整好胎方位，或在医生的帮助下，加强宫缩，或利用分娩球，都可帮助胎儿进行内旋转，使胎头顺利通过中骨盆。

　　越过中骨盆平面后，胎儿继续下降至母体骨盆底，压迫母体盆底反射性引起母体屏气，胎头继续沿骨盆轴下降，宫缩时于会阴部可见胎头拨露（随着胎儿不断下降，宫缩间歇胎头不再回缩，称为拨露），宫缩间期胎头仍可缩回阴道。

　　随后，当胎儿枕骨到达耻骨联合下缘时，胎头以耻骨联合下缘为支点，开始仰伸，依次娩出额、鼻、口。这一过程称为仰伸。在胎头仰伸的同时胎儿身体继续下降到中骨盆平面，为了使胎儿双肩顺利通过中骨盆平面，胎儿进行外旋转，使双肩径适应中骨盆的前后径，然后依次娩出前肩、后肩和胎儿身体。

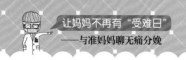
孕妈咪疑问 三　胎儿在分娩过程中会面临什么挑战？

当分娩发动后，胎儿身体受到宫缩时子宫壁的挤压。在宫缩时，会有短暂时间胎盘血液循环量减少，宫缩间歇血液循环量恢复，当各种因素导致胎儿不能耐受宫缩时的短暂缺血缺氧，就会发生窘迫。

另外，当分娩进入到关键时刻，即第二产程达到 30 分钟后，胎儿血 pH 值会以 0.003/ 分钟的速度下降；当胎头迅速娩出，会阴阻力会突然消失，这些都可能导致胎儿受到伤害。因此，第二产程时限不能无限延长，娩出胎头也不能过于迅速。

分娩是胎儿面临的一个重大考验，胎儿脱离母体蜕变为独立的个体，在这个过程中胎儿的循环和呼吸系统都会发生巨大的变化。

循环系统

胎儿血红蛋白对氧有更高的亲和性。胎儿红细胞在妊娠早中期多为胎儿血红蛋白，至妊娠足月时，成人型血红蛋白逐渐增多，可达到 75%。胎儿血红蛋白耐酸性强，在酸性环境下不溶解，是与成人血红蛋白的主要区别。出生后，新生儿所处环境中氧含量显著高于宫内，部分红细胞会自然破坏，因此，在出生后 3~4 天会出现生理性黄疸。

呼吸系统

胎儿在宫内虽有呼吸样运动，但肺泡并未张开，氧交换通过胎盘循环完成。母体动脉血氧分压为 95~100mmHg，胎盘绒毛间隙的血氧分压为 40~50mmHg，胎儿脐静脉血氧分压则为 30mmHg，出生后在环境温度、压力、亮度等刺激的作用下，呼吸中枢兴奋，使呼吸启动，肺泡扩张，随之肺血管阻力下降，肺内液体排出，胎儿的液体肺向新生儿的气体肺转变。

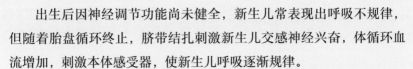

　　出生后因神经调节功能尚未健全，新生儿常表现出呼吸不规律，但随着胎盘循环终止，脐带结扎刺激新生儿交感神经兴奋，体循环血流增加，刺激本体感受器，使新生儿呼吸逐渐规律。

　　胎儿肺内液体 1/3 在分娩过程中经产道挤压排出，剩余的 2/3 在呼吸建立后，经血管、淋巴管排出。剖宫产儿未经产道挤压娩出，肺内液体积存较多，常可导致新生儿窒息、湿肺、羊水吸入等。

　　出生后，由于新生儿代谢率高，呼吸储备能力低，故呼吸频率快，正常足月儿 40~45 次 / 分，早产儿可达到 60 次 / 分，从而满足机体对氧的需求。另外，新生儿肋间肌发育尚未完善，胸廓呈桶状，以腹式呼吸为主。

　　新生儿容易发生青紫，原因在于呼吸道相对狭窄，肺泡之间缺乏侧枝通气，小支气管发生不全或完全梗阻时，容易发生肺大疱或肺萎缩，影响换气功能。故而新生儿出生后应迅速建立有效呼吸。

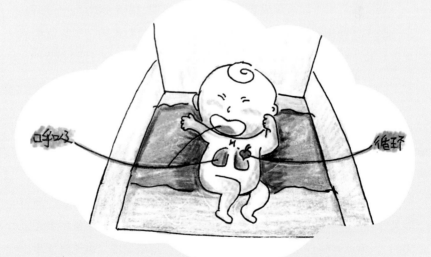

孕妈咪疑问（四） 医生常说的催产素，在临产时起怎样的作用？

催产素产生于垂体后叶，包括缩宫素和抗利尿激素，目前多采用人工合成的，称为缩宫素。

催产素作用于子宫平滑肌和乳腺导管的平滑肌，促进子宫和乳腺导管平滑肌收缩。临产时催产素还可刺激子宫蜕膜释放前列腺素，胎儿先露对子宫下段的压迫也可促进母体分泌催产素。

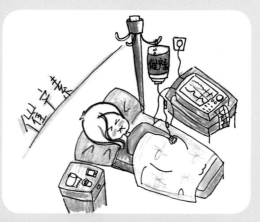

缩宫素常用于促宫颈成熟、产程中加强宫缩、预防和治疗产后出血。

医生在使用缩宫素加强宫缩时，都会进行胎心监护，了解宫缩状况以及胎儿在宫内是否缺氧。当出现有效宫缩后会再次进行胎心监护，以确保胎儿能够耐受宫缩。

当胎儿娩出母体后，医生会常规使用 10~20 单位的缩宫素，这是为了保证有效宫缩，促进胎盘剥离，预防产后出血。

绝大多数时间使用缩宫素是安全的，但使用过程中一旦出现胎心减慢、先兆子宫破裂、胎盘早剥以及羊水栓塞，又不能立即分娩时，则需要进行剖宫产。另外，如果新生儿体重超过 4 千克，或者产后宫缩欠佳时，医生还会增加缩宫素的用量，但每 24 小时的用量不会超过 60U，因为这时缩宫素受体已经完全被占据，再增加用量也无济于事。

在使用缩宫素的过程中，一些人对缩宫素有消化道和心血管的反应，这些不适通常在很短时间内会自然消退。

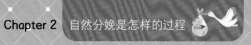

孕妈咪疑问 五　产房里的助产士都在忙些啥？

　　在忙碌的产房，每天都有新生命的诞生，面对即将到来的生产过程，准爸爸、准妈妈可谓是既兴奋又担心。其实分娩是一个很自然的生理过程，准妈妈们一定要牢记一点"我是最棒的，我能行"。然后放松情绪，以一颗平常心对待自己的生产经历。准爸爸们充分发挥正能量作用，鼓励支持准妈妈树立对分娩的信心和勇气。好好配合助产士及医生，通常都能平安、顺利的生出可爱的小宝宝。

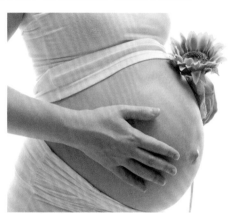

　　那么进入产房后，助产士会为准妈妈们提供哪些的帮助呢？

　　当准妈妈进入入产房后，助产士会立即出现在您的身边，为您监测生命体征、做胎心监护、听胎心、观察宫缩、检查宫口的大小等。除此以外还会提供以下的帮助。

　　1. 根据产妇个体差异化需求，提供一对一个性化全程陪伴服务，让准妈妈及家属共同度过一个难忘、安心、舒适的产程。

　　2. 在整个产程中，给予准妈妈心理疏导与情感支持，帮助准妈妈缓解或去除焦躁、紧张、恐惧等不良情绪，增强准妈妈自然分娩的信心。

　　3. 对准妈妈的家属进行指导，教会家属如何科学地帮助准妈妈，让家属清楚地认识自己的角色与作用，使准妈妈从家属方面获得亲情的支持。

　　4. 分娩指导，向准妈妈介绍生产过程，帮助准妈妈学会气息调节等分娩阶段的注意事项和要领。

　　5. 采用适宜技术，有效降低准妈妈分娩疼痛，进而减轻准妈妈们因产痛引起的不适。

　　6. 科学指导准妈妈运用合理体位，如使用导乐球、导乐车、分娩椅等，以利于加快产程进展。

　　7. 膳食指导。指导产妇合理营养膳食，保证产妇在整个产程中保持充沛的体力。

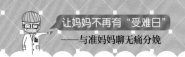

孕妈咪
疑问 六　临产时，为何提倡陪
伴分娩？

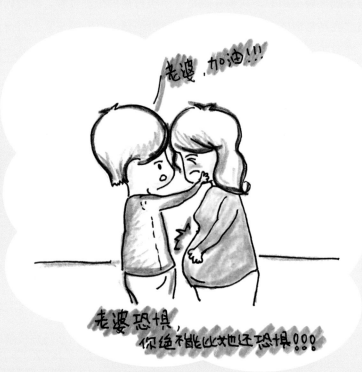

　　在很多电影、电视剧中，我们时常会看到，在医院产房里，丈夫握住妻子的手，深情地说，"别怕，老婆，一切有我呢"，给老婆边擦汗、边打气鼓励，一起面对分娩时刻。画面唯美又很温馨，这也让许多女性对有老公陪产羡慕不已。很多女性也因此认为，宝宝出生的时候，老公就应该在一旁陪伴，他应该是第一个接触宝宝的亲人。这就是陪伴分娩服务，这是一种回归自然、减轻产痛的分娩方式。

陪伴分娩指丈夫或家人在医护人员的指导下，陪伴产妇一起生产，并鼓励和安慰产妇，使产妇的心情更加放松，增加对分娩的信心和勇气。这种对产妇进行持续的心理支持，有助于减轻产妇的心理压力，减轻焦虑、恐惧心理，减少疼痛和产后出血量，增加安全感，可增进夫妻感情，促进护患交流与沟通，提高产科服务质量。

减轻焦虑和恐惧心理：每位孕妇从受孕，妊娠，直至分娩都有不同程度的恐惧和紧张不安的心理。尤其是临产时，害怕分娩时宫缩的疼痛，害怕产房这个陌生的环境。不良的情绪会使体内儿茶酚胺分泌增加，导致宫缩乏力，产程延长。若由丈夫或家人陪伴，听到的是熟悉的声音，感受到的是关爱的抚摸，产妇紧张恐惧的状态会得到松弛，自信心和耐力会增强，对疼痛的耐受

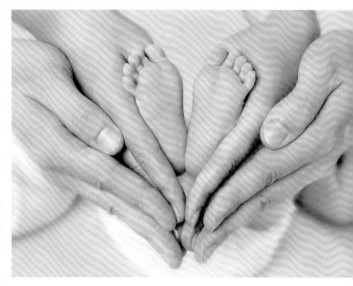

性会得到提高，从而产生有效宫缩，减少产后出血量，降低催产素的使用率，从而使产程进展顺利。

增加安全感：每个产妇都希望在分娩的过程中母婴平安。对此医护人员向其传授分娩的经验，产程中如何调整呼吸，如何正确使用腹压，采用舒适的体位，使产妇感到温暖，再加上身边亲人们的鼓励支持，使其对医护人员产生信任感和安全感。

增进夫妻感情：由于丈夫全程陪伴，看到了妻子分娩的痛苦，理解了做女人的不易，使其能更加爱护体贴妻子，增进夫妻感情。

促进护患交流与沟通：陪伴分娩为产妇提供了全方位和个性化服务，因为产妇与家属都亲眼目睹了医护人员无微不至的工作，加强了相互之间的理解与沟通，增加了医护人员的信任感，同时也监督了我们的医疗工作，对提高产科服务质量也是很有帮助的。

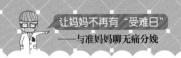

孕妈咪疑问 七　准妈妈应该如何配合助产士

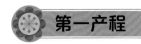

第一产程

也就是从规律宫缩到宫口开全，我们希望准妈妈能做到"三多"。即多活动、多补充、多排尿。

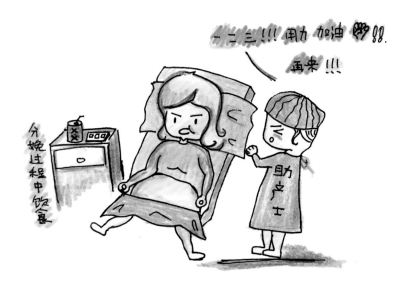

多活动

第一产程是分娩大战来临前，准妈妈消耗体力最多，最需要养精蓄锐的时候。此时，热身活动很重要，如果没有明确被告知准妈妈们绝对需要卧床，我们鼓励准妈妈们多离床活动。适度活动的好处在于，胎儿的重力作用可以使胎头对宫颈的压力增加，宫颈扩张加快，加速产程的进展。在产房我们经常遇到，原本进展缓慢的产程由于准妈妈下床活动，使产程变快了，妈妈肚子里的小宝贝也能很快找到从妈妈体内出来的密道，减少会阴切开的风险，同时也减少顺转剖的风险。

多补充

分娩对每个准妈妈来说，都需要耗费极大的体力。初次分娩的准妈妈第一产程大约需要 12~16 小时，总共要消耗 6200 千卡热量。因此准妈妈在第一产程中要多补充些食物及水分，诸如一些功能饮料、易消化的半流食、巧克力之类。以保证有足够的力量促使子宫口尽快开大，顺利分娩。而接受了无痛分娩的产妇，因为没有剧烈产痛的折磨，能量消耗会大大减少。

多排尿

孕妇应每隔 2~4 小时排便排尿 1 次，减少膀胱对子宫的压迫，以防膀胱过分充盈妨碍胎儿先露下降。

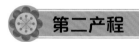

这是真正的分娩时刻，我们希望准妈妈能够"一切行动听指挥。"

其实，我们就希望准妈妈们在分娩的时候，要做好以下三点：

1.宫缩时，准妈妈们便意感明显时，屏气缓慢向下用力解大便，一次宫缩用两到三次的力就可以。

2.在宫缩间歇时，全身充分放松，抓紧时间休息，进食一些热量高的流质食物。

3. 当胎头已经嵌在阴道口即胎头着冠后，宫缩再来时，产妇应张口哈气，待宫缩后屏气用力，目的是充分扩张会阴，防止会阴发生严重的损伤。有些产妇，不听指挥，该休息的时候，她偏偏使劲儿，该使劲的时候，却没力气了，结果就事倍功半了。

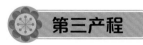

也就是产后，产妇们要做的也是"三多"：多接触，多补充，多活动。

这时，胎儿已顺利娩出，我们会清理新生儿的口鼻黏液，处理小宝宝的脐带，常规查体后立即将新生儿送到新妈妈的怀里进行皮肤接触，是临床常说的早接触。这对精疲力竭的新妈妈们来说是莫大的安慰，也可以达到稳定新妈妈情绪的作用。

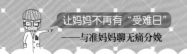

多补充

妈妈们此时真正地彻底放松，所有不适感烟消云散，鼓励进食一些容易消化的食物，有利于体力的恢复，促进恶露的排出，减少产后出血的发生。鼓励多饮水，早排尿，防止产后尿潴留的发生。

多接触

妈妈们应该和小宝贝进行早期目光交流、身体接触，并在产后半小时给小宝宝哺乳即早开奶。有产妇因为很累，产后只愿意在床上躺着，也不想和婴儿接触，其实，妈妈和婴儿进行早接触，有利于子宫的收缩。

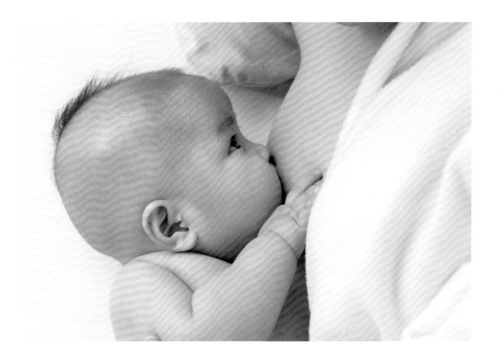

多活动

早一点离床下地活动，会促进排尿，同时有利于伤口的愈合，恶露的排出，子宫的恢复。

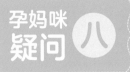

分娩过程中该如何吃？

　　准妈妈需要针对不同的分娩阶段安排饮食。分娩过程中，产妇处于强体力劳动，整个产程一般需十多个小时，此时能量的需要大大增加，但是产妇常因阵痛而拒绝进食。产程中产妇进食量少，供能不足，往往会影响宫缩，使产程进展延缓，甚至造成难产；因体力过度消耗，可能会出现酸中毒，造成胎儿宫内窘迫，因此在整个产程中都应加强产妇的营养，这对正常分娩是非常有利的。

　　第一产程持续的时间较长，宫缩引起的阵痛让孕妇不能好好休息，影响孕妇的正常进食。接下来的分娩过程需要消耗大量体能，所以产妇必须补充能量，这个时期应选择包子、稀饭、蛋糕这种柔软、易消化的食物。每次不必吃太多，要少食多餐。

　　第二产程子宫收缩频繁，强烈的子宫收缩会压迫胃部，引起呕吐。加上疼痛加剧、消耗增加，更需要补充一些能迅速被消化吸收的高能量食物。此阶段的产妇应尽量在宫缩间歇摄入一些果汁、功能饮料等流质食物。巧克力这种高能量的食物也能快速补充体力，帮助胎儿娩出。

　　第三产程时间较短，妈妈沉浸在顺利分娩的喜悦之中，一般不勉强妈妈进食。如妈妈出汗较多可及时补充水分。

　　第四产程即产后观察期，妈妈因分娩消耗过多体力，可以给妈妈补充水、果汁、功能饮料等以免脱水，及时补充水分还可以促进妈妈早排尿，减少产后尿潴留及产后出血的发生；进食一些半流食，如粥、馄饨、面条汤等以免体力不支而引起低血糖。

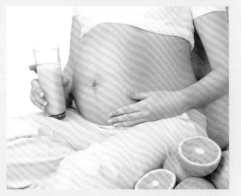

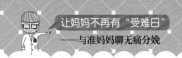
 孕妈咪疑问 九

自然分娩必须会阴切开吗？还有其他的助产方法吗？

自然分娩对妈妈和胎儿的好处大家都知道，在分娩过程中，医生及助产士都会尽力帮助准妈妈自然分娩。在自然分娩过程中会阴切开手术不是必须的，一般情况下可以不进行会阴切开手术，但是有下列情况之一的时候就可能需要进行会阴切开手术了。

会阴切开

分为正中切开与侧斜切开两种方式。

1. 正中切开

这种方式出血少，易缝合，愈合好并且瘢痕少，但技术要求高，有发生会阴撕裂的风险。

2. 侧斜切开，也就是"会阴侧切"

会阴侧切则能避免严重的会阴裂伤，切口愈合也很不错，临床应用最为普遍。一般在以下情况出现时使用：

1 初产头位分娩时会阴较紧、会阴体长、组织硬韧或发育不良、炎症、水肿或遇急产时会阴未能充分扩张，估计胎头娩出时将发生Ⅱ度以上裂伤者。

2 各种原因所致头盆不称。

3 　经产妇曾做会阴切开缝合，或修补后瘢痕大，影响会阴扩展者。

4 　产钳助产，胎头吸引器助产或初产臀位经阴道分娩者。

5 　早产、胎儿宫内发育迟缓或胎儿宫内窘迫需减轻胎头受压并尽早娩出者。

6 　产妇患心脏病或高血压等疾病需缩短第二产程者。

现在，医学上提倡自然分娩，尽量减少阴道助产的使用率，但如果医生征求准妈妈的意见，需要阴道助产时，往往意味着医生综合妈妈、胎儿情况，认为有手术指征，需尽快结束分娩。此时若顾虑重重，也可能贻误手术时机，造成更严重的后果。而且大量调查研究结果表明，如果阴道助产技术使用正确，对宝宝的智力和身体发育很少造成不良影响。

阴道助产

常见的方法有臀助产、胎吸助产及产钳助产。

臀助产、产钳、胎头吸引器等阴道助产技术，在阴道分娩的过程中，应用于第二产程阶段，由于各种原因：如胎心不好，羊水异常，第二产程时间过长，或因产妇疲惫不能用力，或因产妇有病不宜过度用力等各种原因需要用臀助产、产钳或吸引器来帮助胎儿尽早地娩出。

臀助产

用于臀位分娩，是指臀位胎儿脐部以上由助产人员协助娩出。

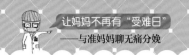

 胎头吸引器助产

是利用负压将吸引器固定于胎头，通过牵拉来帮助胎儿娩出。

用胎头吸引器协助胎儿娩出，仅用于头位分娩者。其指征为：产妇合并严重的内科疾病；分娩时不宜用力；有胎儿窘迫需缩短产程尽快分娩等情况。

胎头吸引器为锥形或扁圆形空筒，一端扣在胎头上，另一端与抽气针筒相连，抽出部分空气后，吸引器内形成负压，吸住胎头，再进行牵引。胎头排出阴道口后，使空气缓慢进入吸引器，然后将其取下。胎头吸引器放置不深，不容易带入病原体，对胎儿和产道损伤亦少，但负压过强、牵引时间过长可致胎头血肿。

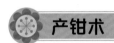 **产钳术**

产钳是一对设计符合胎头曲线的金属器械，放置于胎头两侧后，向外牵拉将胎儿娩出，用于缩短第二产程。其指征为：产妇合并严重的内科疾病，不宜用力；有剖宫产史或近期有腹部手术史；轻度头盆不称，胎头内旋转受阻；子宫收缩不良或胎儿窘迫等情况。

根据放置产钳时胎头在盆腔内位置的高低面分为：

1 低位产钳

指胎头双顶间径已达骨盆坐骨棘平面以下，阵缩时自阴道口能见到一部分胎头。

2 中位产钳

指胎头双顶间径已达骨盆入口，甚或抵达坐骨棘平面时。

3 高位产钳

指胎头双顶间径尚未过骨盆入口。由于部位愈高操作愈困难，对母婴危害也愈大，故高位产钳早被废除，中位产钳也逐渐为剖宫产术所代替，目前常用的是低位产钳。

产钳术的操作原则：

1　　　　必须明确胎儿存活才能施术。放置产钳前应确定无头盆不称，胎儿可以经阴道分娩，宫口必须开全，羊膜未破者应先破膜。

2　　　　产钳术损伤较大，术前应导尿排空膀胱，行会阴侧切，胎头即将娩出时还应保护会阴，以免再有撕裂。

3　　　　应该查清胎方位再放置产钳。若放置不正确或牵拉时用力过猛、过快，可造成胎儿面神经麻痹、眼球损伤等，并可致母体严重软组织损伤。

　　尽管这些条目听起来有点儿吓人，不过，只要宝宝的头部在产道内已经下降得足够低了，而且没有其他阴道分娩可能并发的问题，再加上有经验的医生，那么阴道助产还是相当安全的。如果医生试图尝试阴道助产，但还是不能及时让你的宝宝安全娩出，你就需要立即进行剖宫产了。在中国，各医院选择的助产方式不大相同，有的医院选择产钳助产，有的医院则用胎头吸引器助产。目前，对于困难的产钳、吸引器助产已多为剖宫产代替了。

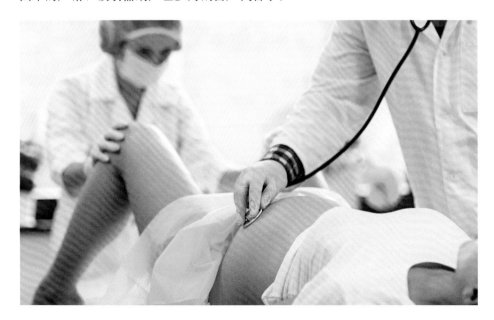

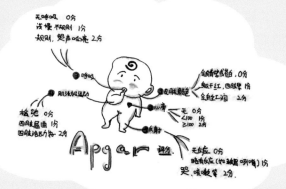

孕妈咪疑问 ＋ 担心出生的宝宝会有问题，怎么办？

宝宝出生了！小家伙用嘹亮的嗓音宣告他来到了这个世界，他崭新的人生旅程开始了，这一天将是如此珍贵和充满纪念意义的。宝宝将要迎来她/他的第一次体检，医护人员会用新生儿阿普加（Apgar）评分来判断他出生时的的健康状况。

新生儿阿普加（Apgar）评分是一种很早就被国际公认的评价新生儿身体状态的方法，这个评分是在宝宝出生后由医护人员在产房内立即对其进行身体检查得出的，主要是对宝宝五项体征的检查结果作出评分，分别是：

1. 皮肤颜色；2. 心率；3. 呼吸；4. 肌张力及运动；5. 反射（主要是评估新生儿对外界刺激的反应能力）

这五项分别用 0、1、2 分来表示，五项总分最高为 10 分。一般在小儿出生后立即（1 分钟内）评估一次、5 分钟评估一次，10 分钟评估一次。一般得分 8 分以上就表示正常，如果评分低于 7 分，医护人员会根据情况进行相应处理，4~7 分为轻度窒息，0~3 分表示重度窒息。

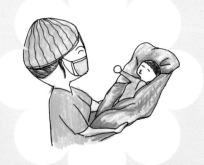

Chapter

3

生孩子到底有多疼

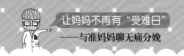
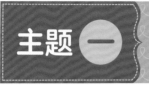

主题一　　疼痛是什么？

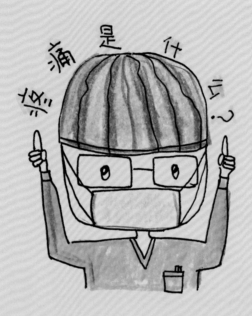

　　世界卫生组织（WHO）1979 年和国际疼痛研究协会（IASP）1986年给疼痛的定义是："疼痛是组织损伤或潜在组织损伤所引起的不愉快感觉和情感体验"。1995 年，美国疼痛学会主席 James Campbell 提出将疼痛列为第五大生命体征，与血压、体温、呼吸、脉搏一起，是生命体征的重要指标。

　　现代医学所谓的疼痛，是一种复杂的生理心理活动，是临床上最常见的症状之一。它包括伤害性刺激作用于机体所引起的痛感觉，以及机体对伤害性刺激的痛反应（躯体运动性反应和/或内脏植物性反应，常伴随有强烈的情绪色彩）。痛觉可作为机体受到伤害的一种警告，引起机体一系列防御性保护反应。但另一方面，疼痛作为报警也有其局限性（如癌症等出现疼痛时，已为时太晚）。而某些长期的剧烈疼痛，对机体已成为一种难以忍受的折磨。

不要把疼痛一概地认为是不好的，疼痛在初期的时候，可以起到警示的作用，这对人体肯定是有好处的，因此也可以形象地形容它是"好痛"。疼痛在完成其生物学功能的同时，还会给机体带来极大的损害，我们称之为"坏痛"。那么，长时间的疼痛折磨，会给我们带来哪些危害呢？主要有以下方面：

身体方面

不舒服的感觉，不能做事，恶心、食欲减退，睡眠障碍，疼痛控制困难。

精神方面

对生活失去信心，宗教、信仰、情感改变。

社会方面

维护人际关系的意愿减退，不愿意参加家庭或社会活动，个人形象改变，增加他人负担，经济收入下降。

心理方面

容易失去生活乐趣，常伴有恐惧与焦虑，抑郁、忧伤、苦恼，精力不集中、记忆力减退，长期被疼痛困扰，对生活失去控制能力，依赖他人。

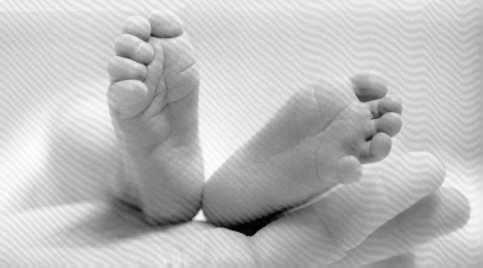

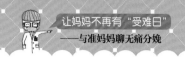

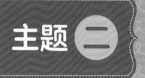主题 二 疼痛的分级

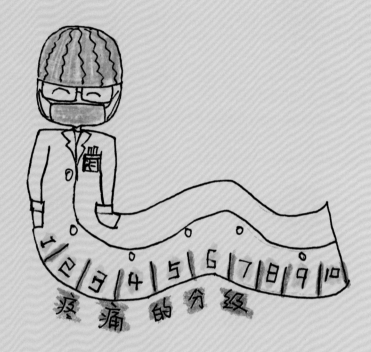

　　生孩子的疼已经不是什么新鲜事了，对于即将分娩的准爸爸、妈妈们应该对于产痛有一个全面的了解和准备。疼痛到底怎样形容和评估呢？首先我们就要分清楚疼痛是怎样评级的。

　　世界卫生组织（WHO）将疼痛划分成以下 5 种程度：

　　① 0 度：不痛；

　　② I 度：轻度痛，可不用药的间歇痛；

　　③ II 度：中度痛，会影响休息的持续痛，需用止痛药；

　　④ III 度：重度痛，不用药物不能缓解的持续痛；

　　⑤ IV 度：严重痛，持续疼痛并伴有血压、脉搏的变化。

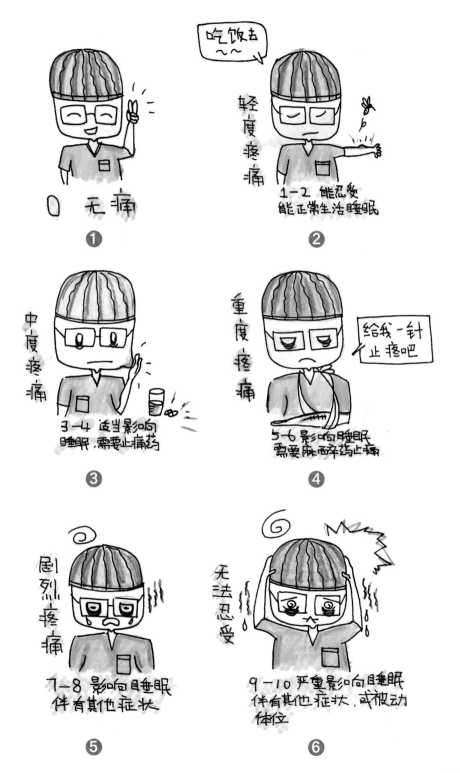

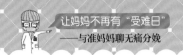
目前临床评估最常用的方法是视觉模拟评分法(VAS),见下图。

视觉模拟评分法(VAS),也称直观类比标度法。有线性图和脸谱图两类,是最常用的疼痛评估工具。国内临床上通常采用中华医学会疼痛医学会监制的 VAS 卡,是线形图,分为 10 个等级,数字越大,表示疼痛强度越大,疼痛评估时用直尺量出疼痛强度数值即为疼痛强度评分;另一类是脸谱图,以 VAS 标尺为基础,在标尺旁边标有易于小儿理解的笑或哭的脸谱,主要适合用于 7 岁以上、意识正常的小儿的各种性质疼痛的评估。术前向病人解释疼痛发生机制、表述方法和使用方法,告诉病人准确地评估自己的疼痛是帮助医务人员了解其疼痛程度的关键,以采取相应措施消除或减轻疼痛。该评估方法可以较为准确地掌握疼痛的程度,利于评估控制疼痛的效果。

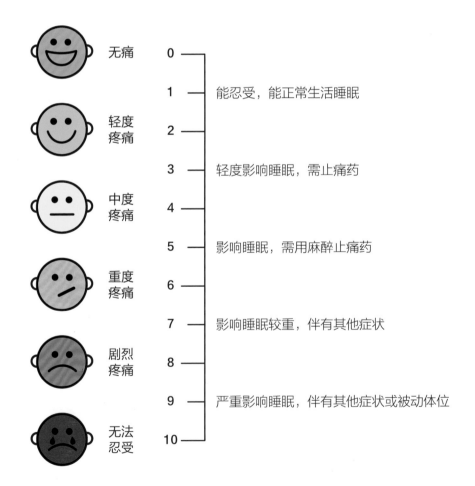

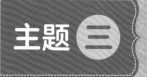

主题 三 产痛的产生机制

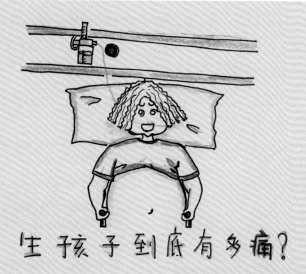

分娩过程中，由于子宫肌肉阵发性收缩，子宫下段和宫颈管扩张以及盆底和会阴受压可激惹其中的神经末梢产生神经冲动，沿内脏神经和腰骶丛神经传递至脊髓，再上传至大脑痛觉中枢，使产妇产生剧烈疼痛的感觉，即分娩疼痛（或称"产痛"）。此外，分娩痛尚与产妇的心理因素有关。疼痛的强度可因个体的痛阈而异，也与分娩次数有关。大多数初产妇自子宫收缩开始即出现疼痛，且随着产程的进展而加剧。经产妇则多数在第二产程开始后方见疼痛加剧。

经阴道自然分娩分为三个阶段（产程）。分娩痛主要表现在第一和第二产程。不同产程疼痛的神经传导不同。

1. 第一产程自子宫规律收缩开始到宫口开全，其间子宫体、子宫颈和阴道等组织出现巨大变化，胎头下降促使子宫下段、宫颈管和宫口呈进行性展宽、缩短、变薄和扩大；子宫肌纤维伸长和撕裂；子宫圆韧带受强烈牵拉而伸长。这些解剖结构的迅速变化构成强烈的刺激信号，刺激冲动由盆腔内脏传入神经纤维及相伴随的交感神经传入胸 10、胸 11、胸 12 和腰

1 脊髓节段，然后再经脊髓背侧束迅速上传至大脑，引起疼痛。疼痛部位主要在下腹部、腰部及骶部。第一产程疼痛的特点是：腰背部紧缩感和酸胀痛，疼痛范围弥散不定，周身不适。

2. 第二产程自宫颈口开全至胎儿娩出，此阶段除了子宫体的收缩及子宫下段的扩张外，胎儿先露部对盆腔组织的压迫以及会阴的扩张是引起疼痛的原因。疼痛冲动经阴部神经传入骶 2~ 骶 4 脊髓节段，并上传至大脑，构成典型的"躯体痛"，其疼痛性质与第一产程完全不同，第二产程的疼痛表现为刀割样尖锐剧烈的疼痛，疼痛部位明确，集中在阴道、直肠和会阴部。

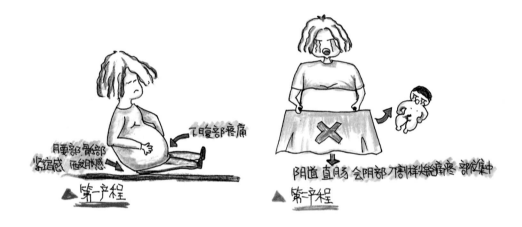

3. 第三产程胎盘娩出，子宫体缩小，子宫内压力下降，痛觉显著减轻。

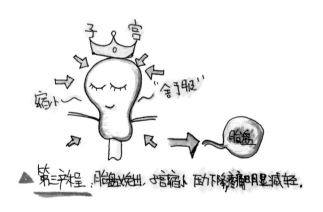

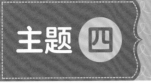

产痛对产妇和胎儿的影响

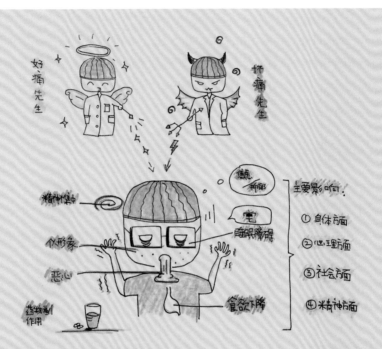

产痛对母亲的影响

1. 产痛可导致过度换气

很多科学研究证实子宫收缩是导致准妈妈过度换气最强烈的刺激。过度换气可促使呼吸频率加快，容易引起母体大脑等器官氧供不足。

此外，过度换气可使血液中二氧化碳分压（$PaCO_2$）降到一个较低的水平，这样低碳酸血症又会引起短暂的慢换气，从而使母体血氧分压下降至正常值的 20%~25%，一旦妈妈体内的氧分压低至一定数值的时候就会连锁地导致胎儿发生缺氧，给胎儿造成危险。过度换气可使母亲痛阈下降，也就是说会使产妇觉得更痛。

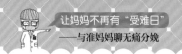

2. 心血管系统

准妈妈分娩时心脏排出量（心脏射出的血液）随产程的进展而不断增加，没有实施无痛分娩的产妇，在第一产程早期宫缩间歇期心排出量比分娩发动前增加15%~20%，第一产程末增加到35%~40%，第二产程增加到了45%~50%，也就是说每一次子宫收缩时心排出量比子宫收缩间歇期增加20%~30%，宫缩可引起收缩压增加20~30mmHg，舒张压增加15~20mmHg。心排出量和收缩压的程度高使左心室负荷显著增加，只有身体健康的准妈妈才能耐受这么大的波动，而患有心脏病、妊娠期高血压、原发高血压、肺动脉高压或重度贫血的产妇则可能导致病情恶化，甚至有生命危险。

3. 身体代谢和其他方面的影响

产痛诱发的交感神经兴奋和焦虑使母体代谢和氧耗量增加，同时又降低胃肠和膀胱动力。分娩过程中不可避免的氧耗增加及疼痛引起呼吸性碱中毒，导致代偿性碳酸氢盐损失和碳水化合物摄入减少，而产生渐进性的代谢性酸中毒。而母体的酸中毒又通过胎盘传递使胎儿发生酸中毒。胃肠道及膀胱动力下降使胃排空延迟并导致产妇恶心、呕吐和全麻时肺吸入危险。很多产妇，由于胃肠道蠕动及膀胱张力下降而发生肠梗阻和尿潴留。

4. 内分泌的影响

医学实验观察在产程活跃期的剧烈疼痛和焦虑能引起肾上腺素增加3~6倍，去甲肾上腺素增加2~4倍，可的松增加2~3倍，皮质类固醇及促肾上腺皮质激素的显著增加。这类激素的释放增加，会抑制子宫收缩，可使胎盘血管收缩，容易导致胎儿宫内窘迫。

5. 对准妈妈心理的影响

剧烈的产痛可导致准妈妈严重的情绪障碍，导致在产后的最初几天里，影响母亲与新生儿之间的交流。

6. 对产程及子宫收缩力的影响

分娩时的疼痛及精神紧张可刺激儿茶酚胺及可的松的分泌增加引起子宫收缩

过强或子宫收缩乏力而影响产程进展。去甲肾上腺素可增加子宫收缩力，而肾上腺素及可的松则会降低子宫收缩力。少数准妈妈因疼痛和焦虑导致子宫收缩不协调，临床表现为子宫收缩力下降和收缩频率增加或表现为强直性收缩，最终可能导致剖宫产。

 产痛对胎儿的影响

在分娩过程中，周期性子宫收缩达到峰值时，会使胎盘气体交换量下降，疼痛导致的过度换气使胎盘气体交换在此基础上进一步减少。

母体血液中去甲肾上腺素及可的松的释放增加会引起子宫血流量下降，进一步加重上述结果。但是，在正常分娩时，这一系统间断、短暂的气体交换下降，正常胎儿可以耐受。

如果上述各类因素合并子宫收缩过强，尽管胎儿缺氧的耐受力非常有限，但仍可耐受。如果由于母亲疾病或并发症（如妊娠高血压、心脏病、妊娠糖尿病），胎儿本身已处高危状态，那么此时疼痛导致的氧和二氧化碳气体交换量减少将对围产儿的发病率及死亡率的增加起着十分重要的作用。

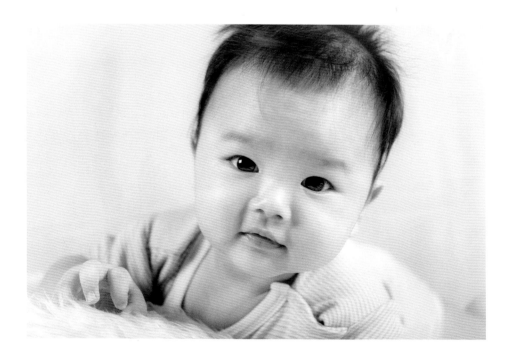

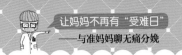

主题 五 准妈妈的个体感受一样吗？腰痛？肚子痛？

分娩时候的疼痛，每个准妈妈的感受是不一样的。有人是这样形容分娩疼痛的："分娩痛总是来时缓慢，逐渐增强，直至痛到顶点，最后又缓慢地褪去。"也有人诗意地形容它就像是海浪向岸边涌来，最开始平缓不急不徐，浪头逐渐增强，越来越大，直至成为冲击海岸的冲天浪涛，随后潮水慢慢褪去。

研究显示，只有15%的产妇分娩时有轻微的疼痛感觉，其余85%的产妇均会感受到中至重度疼痛。产痛虽然是源于子宫收缩，但是宫缩疼痛并不只限于下腹部，有些产妇会放射至大腿根部、会阴部、盆腔以及腰骶部。一些产妇分娩时会出现"腰痛性分娩"，产妇常常描述"自己的腰快要断了"。通常情况下，导致这种现象的原因是"胎位"，宝宝处于"枕后位"（临床上常用胎儿的枕部也就是宝宝的"后脑勺"来定位），也就是说胎儿是面朝母亲前方的，而不是正常的枕前位。当出现了"腰痛性分娩"时候，产妇会感觉到持续性腰部压迫，宫缩间期无缓解，根本不给产妇喘息的机会。

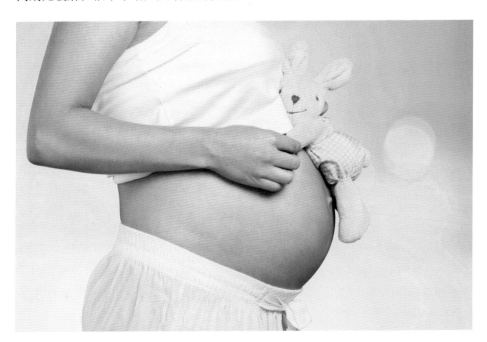

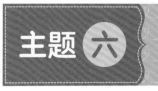

影响产痛的因素

　　现代观念提倡分娩应回归自然。自然分娩的孩子在分娩过程中由于经过产道的挤压，进一步刺激了他 / 她们的脑和肺，有利于脑和肺的发育，因此自然分娩的孩子比剖宫产的孩子更健康聪明。但自然分娩的疼痛往往会持续十几个小时，为了减少临产时的痛苦，作为准妈妈还是有必要了解影响产痛的相关因素。了解这些知识，准妈妈会更清楚哪些因素是可以控制的，哪些因素是需要准妈妈们坚强面对的。

分娩知识的缺乏

　　准妈妈们对"生小孩"没有充分的认识和准备，特别是对产痛认识不足，不知道产痛可能会降低产妇分娩时的毅力，影响宫缩，甚至导致顺产失败。有的产妇会担心侧切，害怕伤口会影响今后的性生活。对于不同情况的产妇，在产程进展中可能会使用不同的药物，很多产妇会担心药物对胎儿的影响。因此分娩前应多阅读一些这方面的书籍，多向别人了解这方面的经验，参加分娩体验培训，向已经顺产的妈妈们取经，和家人共同面对即将到来的挑战。

环境因素

　　分娩环境包括能影响产妇体验感的所有有生命的和无生命的存在物，例如在场的人，他们关爱的语言或非语言的沟通，产妇能从中感觉到的支持的力量；环境的陌生程度，包括家具和设备、噪音、光线、温度、活动空间、病床、监视器；阴道检查和一些常规的程序，如静脉注射、限制液体摄入、持续性的胎心监测、限制母亲的活动等，诸如此类的因素影响了产妇的生育体验，能够影响她们对疼痛的感知。虽然在分娩过程中有些焦虑被认为是正常的，但是过度焦虑却是引起剧烈疼痛的情绪因素，这是由于儿茶酚胺分泌增加，盆腔血流量减少，肌肉紧张度增加。

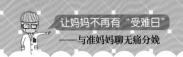

在一般情况下，任何与缩宫素释放有关的事件（如性交，分娩，哺乳等）都高度依赖环境因素。许多产妇在进入陌生或者拥挤的产房时，都会出现产程停滞。当产妇没有安全感或当正常产程改变时，儿茶酚胺水平会增高，导致产程减缓甚至停止。因此，选择在放心的医院生产会让产妇获得更多的安全感，有利于生产。

准妈妈的精神状态和身体状态

临产前，准妈妈的心情一定是又紧张又兴奋。可是生孩子是个力气活，产程可能持续十几个小时，产后又要忙着照顾宝宝，因此，准妈妈要学会保存体力，才能更加顺利地完成分娩和产后恢复，否则不但会影响顺利生产，还有可能导致顺产失败行剖宫产手术，也就是临床上好多准妈妈担心的"受二茬罪"。所以产前一定要放松，补足睡眠，刚开始出现宫缩，距离分娩实际上还有一段时间，准妈妈最好保持轻松的心态，该吃就吃、该喝就喝，在宫缩间歇一定要随时补充睡眠。

1 第一产程是子宫颈从闭合状态逐渐扩张到 10 厘米的过程，是准妈妈们积蓄能量的阶段。在宫颈开到 3~4 厘米的时候，宫缩会变得越来越强烈、越来越频繁，而且每次宫缩持续的时间也变得更长。这时你的睡眠、休息和饮食都会受到影响，但你最好不要把精力花在胡乱喊叫上，适当吃一些淀粉类流质食物，如米粥、藕粉和芝麻糊等，快速补充体力，为胎宝宝的娩出积蓄能量。

2 第二产程是胎宝宝的娩出阶段。这是最耗费体力的时候，在该产程中，你需要通过子宫和腹部肌肉、盆底肌肉的收缩，共同推压胎宝宝来到这个世界。第二产程时要学会把握节奏。医生和助产士会指导你在每次宫缩时向下用力，然后迅速调整呼吸，把握好用力的节奏，是顺利完成这一产程最重要的事。如果有需要，你可以喝一些温热的蜂蜜水或糖水来补充体液，给自己短暂的休息时间，然后继续加油。

3 当宝宝娩出时，这个产程就结束了。

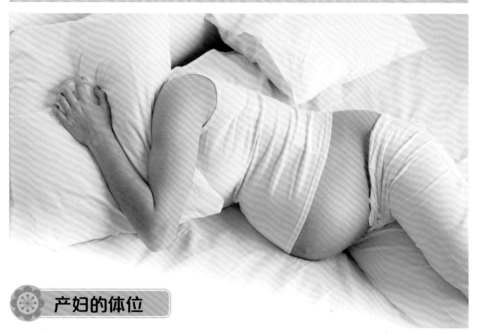

产妇的体位

　　世界卫生组织发布的"分娩监护守则"提倡在产程中采用频繁变换体位来待产，并认为这样做对分娩结局有积极的影响。产妇可以采取坐位、卧位、蹲位等各种自由体位，不断变换体位可以轻微改变骨盆形状，可以转变胎儿重力，从而提供更大的骨盆空间使胎头转动速度加快，有利于胎头旋转，解决异常的胎头位置，从而促进产程进展。国内外的产妇大部分是平卧位待产和生产的，很少采用坐位或蹲位。自由体位能让产妇在体位改变中缓解漫长的产程等待的烦躁情绪，减轻疼痛或不适感，增加产妇舒适度，保持良好的精力、体力，保存子宫的收缩力量，减轻分娩时的痛苦，加快胎儿顺利娩出。

医务人员对准妈妈产痛的评估

　　医务人员目前有多种手段可以缓解准妈妈的分娩疼痛，如果医务人员对分娩疼痛评估重视，他们会及时有效地和准妈妈们沟通，介绍常用的镇痛方法，让产妇选择她们认可的方式方法来缓解产痛。

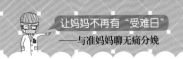

🌼 文化习俗

　　自然分娩是一个非常复杂的生理过程，准妈妈们体验到的疼痛感觉受许多因素的影响，比如说高学历初产妇在面临生产时，疼痛即将或已经出现时会比低学历产妇更容易焦虑、恐惧和不安，对解除疼痛的愿望会更强烈，更不易耐受产痛而选择剖宫产术终止妊娠。可能因为：一方面高学历产妇自幼更喜欢学习，在家一直都是"乖乖女"，父母会倍加疼爱呵护，从恋爱到婚后，由于自身学历较高，丈夫的基本素质也相对较高，高学历男性对女性平时更是关怀备至，在面对同样的疼痛刺激时，高学历初产妇的当前焦虑症状越重，而疼痛反应就越剧烈；另一方面，可能与高学历初产妇的文化背景和经济条件较好有关，她们希望得到更高的医疗服务质量，包括解除疼痛。此外，生活习俗和文化背景，以及医务人员的文化背景也都影响对产妇疼痛的评估和态度，医生和产妇文化差异越大，对于产痛的处理越会受到影响。

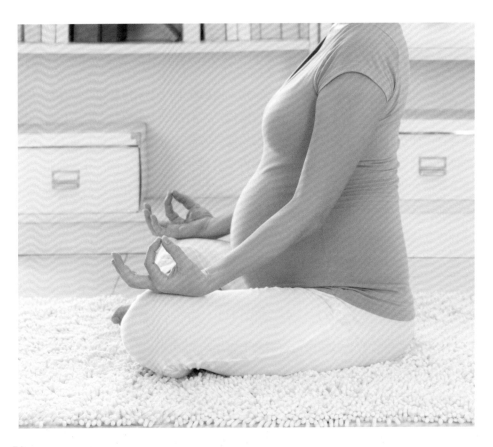

Chapter
4

不可不了解的剖宫产

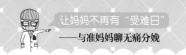
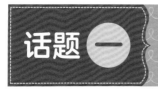

话题一 大家常说的剖宫产，究竟是什么？

　　剖宫产，又名剖腹产，在西方又称为凯撒大帝剖腹产，或君王剖腹术，是一种经腹壁和子宫壁切口帮助产妇娩出胎儿的产科手术。相传因凯撒大帝为剖腹而生，故此得名。后经学者考证，根据当时的医疗技术水平，此说法不足为信，只是凯撒一词在拉丁文中有"切开"的意思，与凯撒大帝之名同音，纯属巧合。世界上第一个有关剖宫产的记载出自我国，发生在公元前2400年，远远早于西方各国。医学发展过程中手术方式不断改进，逐渐形成了现在的下腹壁横切口子宫下段横切剖宫产手术。

　　剖宫产手术是解决难产和某些高危妊娠、挽救产妇和新生儿生命的有效手段。然而和所有的外科手术一样，剖宫产手术也是有利有弊的，在医学上有着严格的适应证，它是绝对不能代替阴道分娩的。

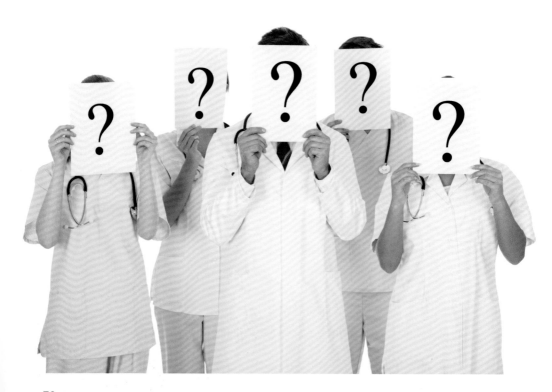

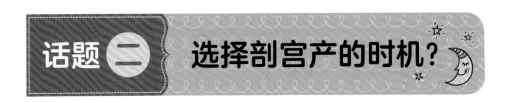

话题 二　选择剖宫产的时机?

　　有些情况下,剖宫产手术是事先安排好的(择期手术),但是有些时候是在出现没有预料到的并发症时紧急做的(急诊手术)。在什么情况下需要做剖宫产手术? 这要从孕妇和胎儿两个方面进行考虑。

孕妇方面

☹ 骨盆的绝对狭窄引起胎头无法下降(称为绝对头盆不称),经充分的阴道试产的相对头盆不称(相对头盆不称是指骨盆正常,但胎儿较大等原因导致胎头不能入盆)。

☹ 瘢痕子宫:两次及以上剖宫产术后再次妊娠;曾经行子宫肌瘤剔除术穿透宫腔。

☹ 前置胎盘(胎盘部分或完全覆盖宫颈口)及前置血管。

☹ 胎盘过早从子宫剥离引起大出血(胎盘早剥)。

☹ 孕妇合并严重的内、外科合并症不能耐受阴道分娩者(如严重的心脏病、呼吸系统疾病、急性脂肪肝等)。

胎儿方面

☹ 胎儿因种种原因发生的急、慢性宫内窘迫,较短的时间内不能经阴道结束分娩过程的。

☹ 胎位异常:胎儿横位或初产足月单胎臀位(估计胎儿体重 >3500 克)、足先露。

☹ 双胎或多胎妊娠,第一个胎儿为非头位,联体双胎,三胎以上的多胎妊娠。

☹ 脐带脱垂,胎儿有存活可能,短时间内不能分娩。

☹ 妊娠糖尿病孕妇估计胎儿体重 >4250 克。

　　孕妇要求剖宫产,本身并没有手术的指征,作为医务人员会告知剖宫产的利与弊,同时医生有权拒绝,剖宫产手术作为次要的选择,经过试产失败后再进行手术。

　　一般在妊娠 37 周左右,有经验的医生会全面评价孕妇怀孕过程是否顺利、有无合并症、胎儿大小、骨盆情况等综合判断,决定可以阴道试产还是应该剖宫产。如果需要做剖宫产,医生会根据孕妇的具体情况选择适宜的手术时间。

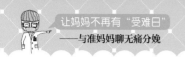

话题 三 听说一次剖宫产，永远剖宫产，是这样的吗？

第一胎是剖宫产，生第二胎也并非一定要剖宫产。对于剖宫产后再次妊娠的孕妇，如果已达足月妊娠，分娩方式的选择应该慎重，不要只看距离上次剖宫产的时间，还要看前一次手术指征是否存在，前一次手术方式、术后是否并发感染，此次子宫下段有无压痛，B超下观察子宫下段的厚度以及子宫下段肌层是否连续。如果前一次为子宫下段横切口剖宫产，产后无感染，此次B超下观察子宫下段连续，无新的手术指征，可以在严密的观察下经阴道分娩，产程中尽量不要应用宫缩剂，如果有子宫破裂的先兆，应紧急手术。

那么，哪些人剖宫产后可以考虑试产呢：

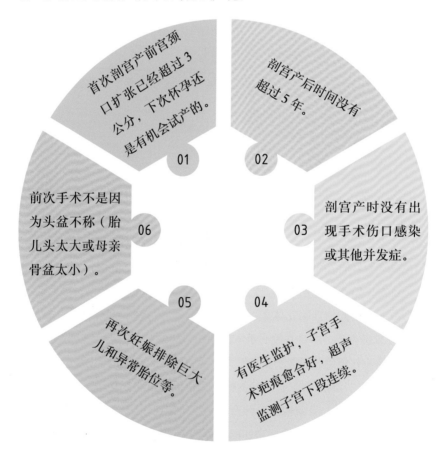

首次剖宫产前宫颈口扩张已经超过3公分，下次怀孕还是有机会试产的。 **01**

剖宫产后时间没有超过5年。 **02**

剖宫产时没有出现手术伤口感染或其他并发症。 **03**

有医生监护，子宫手术疤痕愈合好，超声监测子宫下段连续。 **04**

再次妊娠排除巨大儿和异常胎位等。 **05**

前次手术不是因为头盆不称（胎儿头太大或母亲骨盆太小）。 **06**

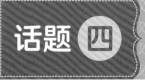

剖宫产术前准备，术后注意事项是什么

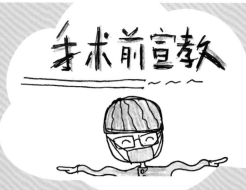

术前准备

住院后主管医生会到孕妇床旁询问病史，包括孕前病史、生育史、月经史，以及整个孕期的情况，并做详细记录。

医生还会为孕妇做全面的体格检查和化验检查。

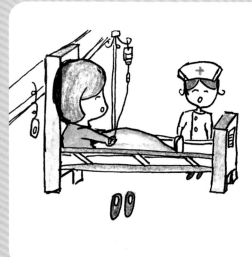

手术室护士术前会到床旁接你

你要告诉她有什么合并症

对什么药过敏等等…

护士会按照医嘱抽取静脉血进行检验，并做交叉配血（以备紧急输血时使用）。

待所有化验检查齐备后，主管医生会向病区的主诊医生汇报孕妇的具体情况，制定手术方案、确定手术时间。这时，主管医生会找孕妇及家属进行术前谈话，介绍手术方案及手术可能出现的问题、应对措施，请夫妇双方共同签署手术知情同意书。

麻醉医生也会进行术前访视，向孕妇及家属介绍术中的麻醉方案以及可能出现的问题，签署麻醉同意单。

因此，住院后遵照医生的嘱咐，及时完成必要的检查，不要随意离开病房。

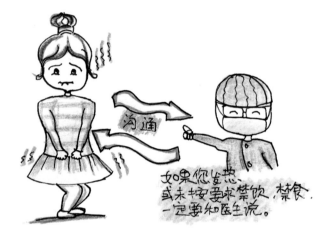

如果您发热，或未按要求禁饮、禁食，一定要和医生说。

一般手术前会做药物过敏试验，以便术前预防性应用抗生素（手术前0.5~2小时）。

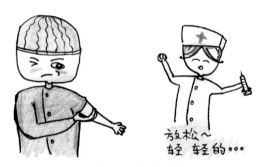

放松~轻轻的···

手术前半小时左右护士给您做药物过敏试验，还有不舒服部告诉护士。

为了预防手术部位切口感染，手术前护士会将孕妇腹部、会阴及大腿上部的汗毛和阴毛刮掉，医学上称之为"备皮"。

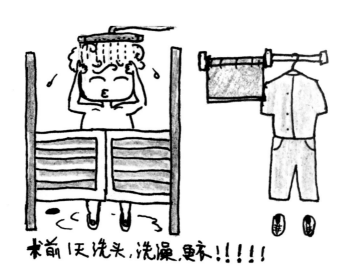

术前1天洗头，洗澡，更衣！！！！！

由于受麻醉影响，孕妇术中和术后不能自己排尿；并且，手术过程中充盈的膀胱会影响手术操作，甚至还容易造成膀胱的损伤，所以在手术前还要置入导尿管。

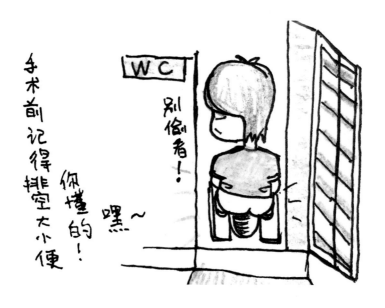

手术前记得排空大小便

你懂的！

嘿~

WC

别倒着！

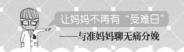
择期剖宫产的孕妇应严格执行手术前 8~12 小时内禁饮禁食（不吃不喝），这里强调不光禁食，还要禁饮一切液体。具体来说就是实施手术前一天晚饭后就不要再吃东西了；手术前 6 小时也不要再喝水了，以免麻醉后呕吐引起误吸。

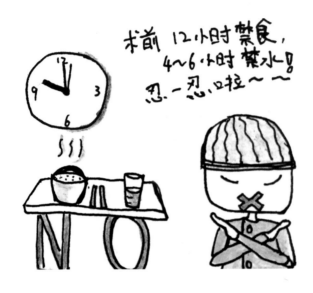

进入手术室不要佩戴首饰、涂指甲油及化妆，摘掉假牙及隐形眼镜。

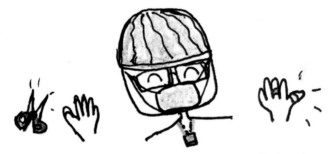

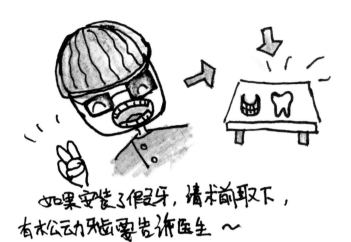

如果安装了假牙，请术前取下，
有松动牙齿要告诉医生 ～

对于那些吃过饭需行急诊剖宫产的孕妇，应如实告诉麻醉医生有关进食饮水的情况，以利于麻醉医生选择适宜的麻醉药物及麻醉方式，尽量避免呕吐误吸的发生。

❀ 术后注意事项

手术当天回到病房，监测和医疗护理项目包括持续心电监护、吸氧、持续导尿、输液治疗、捆扎腹带、定时观察阴道出血和按压子宫底部。

按压子宫底部的目的是为了及时发现产后出血，尤其是剖宫产术后短时间内常容易出现子宫收缩乏力或宫腔积血。通过按压子宫和观察阴道出血，医护人员可以及时发现产后出血，以免孕妇发生失血性休克。家属及陪护人员也要注意，当更换的会阴纸垫较多时，应尽快地通知医生。

1. 术后 6 小时内

产妇应该采取平卧位。除非麻醉医生特别交代，一般不需要去枕平卧。如果感觉平躺着较累，也可以稍稍侧一点儿身。手术后经过几个小时的休息，产妇精神良好，麻醉药物的作用也逐渐消失了，这时就可以在床上来回侧身或翻翻身了。这样做不但可以缓解长时间平卧引起的腰背部不适，还利于子宫收缩，使宫腔内的积血尽早排出，也有利于胃肠功能的恢复，及早排气。

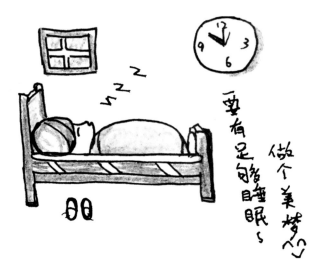

2. 剖宫产手术后 6~8 小时

一般是不进食、不进水的。如果口渴严重，可饮少许温开水，一次最好不超过 50ml，不要喝牛奶、红糖水及果汁饮料，避免发生肠胀气引起不适。手术当天不要吃饭，一般要等到手术后次日，早晨可进食一些米汤或稀饭，这样可以补充一些水分和热量，同时也可以促进肠管的蠕动，加快排气。一旦排气，即可逐步改为半流食（面条、面片汤、粥、馄饨等）。

3. 早接触、早吸吮

早吸吮是指在分娩后 30 分钟内哺喂自己的宝宝或剖宫产术后回到病房立即哺喂自己的宝宝。皮肤接触是和早吸吮同时进行的，要求新生儿不穿衣服，皮肤紧贴在妈妈的胸前 30 分钟以上。这样做，可以增强子宫收缩，减少产后出血，促进乳汁分泌，强化婴儿的吸吮能力，增强母子间的感情，促进母乳喂养。

4. 术后 24 小时

留置的尿管已经拔除，输液也基本停止，产妇可在护理人员或家属的帮助下慢慢坐起，穿好衣服，绑好腹带，下床活动。第一次下地活动不要着急，动作不要过猛，量力而行。一旦出现头晕、乏力、眼前发黑、出冷汗等不适症状，要马上躺下，避免摔倒。拔除尿管后，应鼓励产妇多饮水，4 小时内主动排尿并尽早自解小便。如不能顺利排尿可告诉医生，使用药物，至能通畅排尿为止。

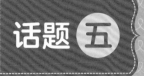

剖宫产的过程解读

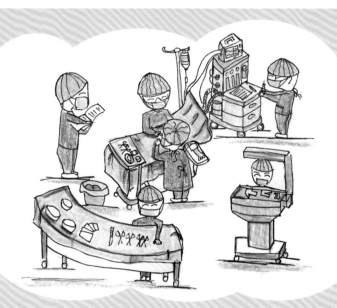

　　进入手术室后，没有了家人的陪伴，独自面对陌生的手术室环境，孕妇往往会感到恐惧。那么剖宫产手术到底是个什么样的过程呢？

　　现在，我们就来解密神秘的手术室，让需要手术的准妈妈做好准备。另外，悄悄告诉你们哟，其实手术室里没有你们想象的那么严肃、可怕，手术室里的麻醉医生、护士和产科医生是十分友好、诙谐、幽默的，这样可以缓解手术室里的紧张气氛。

　　通常，一台剖宫产手术由6~7名医护人员协作完成。1名麻醉医生，是手术顺利实施的"保护神"；2~3名产科医生担任主刀医生及手术助手；器械护士、巡回护士及接生护士共3名手术室护士。（图：手术人员）

　　首先，手术护士会扶着产妇躺上手术床，手术床比较窄，躺下时一定要注意；她会进行相关基本信息的核实；并将要进行的操作亲切地告诉孕妇，比如现在要做静脉穿刺、麻醉时怎样摆正体位、怎样与

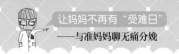
让妈妈不再有"受难日"
——与准妈妈聊无痛分娩

麻醉医生配合穿刺才能顺利等。

麻醉医生会为产妇连接监护仪，监测心电、血压、血氧等各项生命体征。

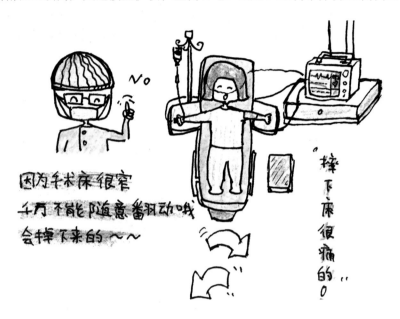

随后，护士进行静脉穿刺。由于麻醉后孕妇的血管扩张，会出现低血压，常常需要快速补液来维持血压。手术中如出现异常情况，需要大量快速输液、输血、给药等，都需要从静脉中直接输入，因此手术前需要进行静脉穿刺开放静脉，而且针也会比较粗。

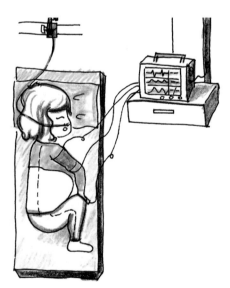

护士帮助孕妇摆放侧卧体位，麻醉医生实施麻醉。麻醉成功后，孕妇翻身平躺。为了避免仰卧位低血压综合症的发生，麻醉医生会将手术床向左侧倾斜15°~30°，所以孕妇会感到床是歪的。除了全身麻醉外，孕妇在手术过程中是清醒的，可以和医护人员进行必要的交流，可以第一时间看到自己的宝宝，同时对于手术过程中医生的一些操作也可能会有感觉，如牵拉、压迫感，千万不要紧张，要把自己真实的感受告诉麻醉医生。

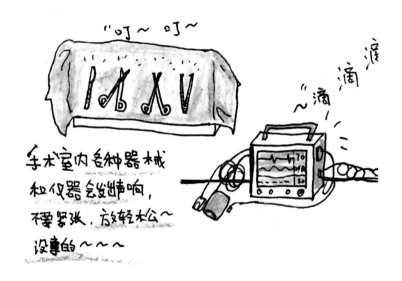

手术医生洗手、消毒之后，会进行手术部位的消毒（腹部及大腿上部），然后铺上无菌手术单。手术马上就要开始啦！

大多数情况下，医生会在下腹部自然皮褶处（一般为耻骨联合上2、3横指处）做一个横行的切口，长约12~14厘米。切开皮肤后，逐层切开皮肤下的各层组织，进入腹腔，达子宫表面。现在，医生一般用手工方法分离产妇腹壁肌肉使其向两边分开（而不是切开），暴露肌肉下的组织。到达子宫后，医生会在子宫下段做一小的横切口（子宫下段横切口），随后扩大切口，医生会将手伸入子宫内到达胎头下缘，轻轻托住胎头向上撬起，助手按压宫底协助，两人配合将胎儿娩出。此时，医生的操作会使产妇感到有些不适。

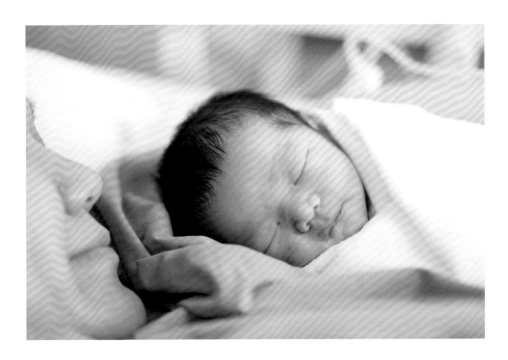

　　胎儿取出后，医生将剪断脐带，使胎儿与母体分离，并将新生儿交接生护士进行处理。产妇能够听到新生儿第一声啼哭，会有点小激动。等接生护士处理、检查完后，就能看到宝宝了，小家伙粉嘟嘟的脸还会和你贴一下呦（早接触）。

　　胎儿娩出后，可不意味着手术很快就要结束，后面的时间可能会更长。手术医生会在子宫体注射缩宫素，娩出胎盘。这时候，有的产妇会感到面部潮热、胃部不适、恶心等。胎盘剥离出来后，医生就要对切口进行缝合，这样的缝合可不像我们想象的缝衣服那么简单，需要按照正确的解剖关系一层一层仔细缝合，需要一定的时间（大约 20 分钟左右）。

　　在手术过程中，还会听到护士在数数，那是器械护士在清点手术器械和纱布，确保手术安全无遗漏。最后，医生会用无菌敷料覆盖在缝合好的切口，手术结束。

　　别急，还有最后一步，手术医生还要按压宫底，清理积存在宫腔和阴道内的积血，确认正常后，产妇和新生儿被一起送回病房。一出手术室，你就会看到又焦虑、又喜悦、又激动，见到你都不知道该怎么说话的老公了。

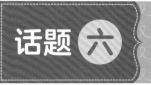

话题 六　剖宫产和阴道分娩的优劣大比较

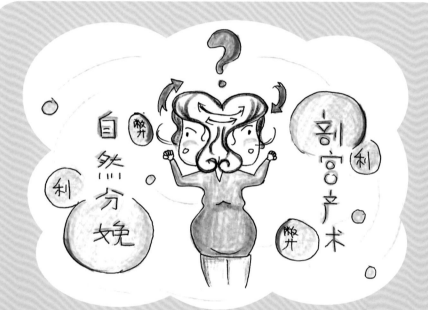

阴道分娩的优缺点

1. 优点

☺ 产后恢复快，生产当天就可以下床运动。

☺ 产后可立即进食，可喂哺母乳。仅会阴部位有伤口（或无），并发症少，出院早。

☺ 胎儿受产道充分挤压，肺功能得到锻炼，出生后呼吸系统疾病发生率低，如新生儿湿肺；皮肤神经末梢经过刺激得到按摩，其神经、感觉系统发育较好，使身体各项功能的发展也较好。

☺ 胎儿头颅受到充分地挤压，是对颅血管舒缩功能的锻炼，新生儿颅内血肿发生率低。

☹ 经阴道分娩，胎头不断地旋转下降，能加强新生儿的空间立体感、逻辑思维等的锻炼，长大后统感失调发生率低。

2. 缺点

☹ 产前宫缩痛，产程时间长不确定因素多。

☹ 会阴伤口感染、血肿。产后阴道松弛，盆腔脏器脱垂。

☹ 发生肩难产，导致新生儿锁骨骨折或臂丛神经损伤。

☹ 胎儿难产或母体精力耗尽，需以产钳或胎头吸引器助产，有新生儿产伤可能。

❀ 剖宫产的优缺点

1. 优点

☺ 剖宫产的手术可控性强，可避免自然分娩过程中的突发状况。

☺ 腹腔内如有其他疾病时，也可一并处理。

☺ 阴道不易受到损伤。

2. 缺点

☹ 手术对母体的精神上和肉体上都是创伤。

☹ 手术时麻醉意外虽然极少发生，但有可能发生。

☹ 出血量多于阴道分娩。手术时可能发生大出血及损伤，术后也可能发生泌尿、心血管、呼吸系统的合并症。

☹ 手术中即或平安无事，术后有可能发生子宫切口愈合不良，晚期产后出血，腹壁窦道形成，切口长期不愈合，肠粘连或子宫内膜异位症等。

☹ 术后子宫及全身的恢复都比自然分娩慢，术后疼痛明显，活动受限，排气后才能逐步进食，住院时间长。

☹ 乳汁分泌时间延迟，不能及时哺乳。

☹ 由于没有经过产道的挤压，并发症比阴道分娩的新生儿高，尤其是湿肺等呼吸系统疾病。至儿童期后，注意力不集中、统合功能失调的发生率增高。

☹ 剖宫产是发生羊水栓塞的因素之一。

Chapter

5

分娩镇痛的发展史

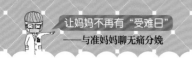

你可能总听父母或老一辈的人说:"生孩子就是疼,哪有不疼就生出孩子的。"一直以来,分娩必痛是人们心里根深蒂固的想法,以前的准妈妈们在没有现代镇痛方法干预下生儿育女,因此,寻找能够解除这种痛苦的方法,是所有医护工作者所期盼的。

 一、古时候的分娩镇痛是什么样子的?

近代麻醉学的发展始于 19 世纪 40 年代,1846 年 10 月 16 日,Morton 在哈佛大学麻省总医院当众示范使用乙醚麻醉手术病人获得成功,揭开了近代麻醉学的序幕。

那么在这之前,产妇是通过怎样的方法减轻产痛的呢?在古文明国度的巴比伦、埃及、中国和巴勒斯坦都出现过各种试图减缓妇女产痛的方法,比如分娩时让产妇带上戒指、项链,以及依靠神奇粉末的魔力,大多数方法都是在精神上建立起积极面对产痛的思维方式。我国古代曾用鸦片和催眠药减轻分娩疼痛,古希腊人用麻醉药减轻分娩疼痛,在 19 世纪早期,催眠术、放血法、分娩凳等方法和工具也曾被用于减轻分娩时的疼痛。

 二、早期人们对分娩镇痛是怎样认识的?

在人们还没有科学地了解分娩镇痛的时候,宗教信仰则扮演着重要的角色。特别是在西方社会,他们认为女人在分娩时的痛苦是上帝给夏娃和她的后代在伊甸园违背上帝意愿的一种惩罚。很多宗教的领袖都会用《圣经》里的这个故事来反对分娩镇痛,告诉她们如果分娩时使用一些手段来减轻疼痛就是对上帝旨意的背叛。因此,分娩镇痛与公共道德的冲突一直没有间断过,随着牧师们开始失去在产妇分娩上的影响力,这个精神枷锁才得以解除。

除了宗教对减轻产痛的反对态度外,许多医生也持否定态度,他们认为分娩痛苦是个自然现象,不需要医学干预也不需要分娩镇痛。直到 1846 年麻醉药物的出现,让外科的手术病人不在清醒状态下忍受痛苦,麻醉药物的发现能让病人在熟睡中毫无痛苦地手术,这是人类历史上一个重大的里程碑。这项缓解疼痛药物的出现,很快普及到了各种外科手术。

三、 第一个受益于分娩镇痛的产妇是谁?

1847 年,也就是现代麻醉学第一次用于手术后的一年,一位叫 James Yong-Simpson 的麻醉医生将乙醚第一次成功地用于一名骨盆畸形产妇的手术分娩。而后,他的职业生涯致力于麻醉在产科中的应用,不断改进镇痛的药物和技术,影响着西方社会产妇生孩子的经历。

同样在 1847 年,美国妇女范妮 · 阿普尔顿 · 郎费罗找到一位经验丰富的乙醚行家——一位口腔科医生 Nathan Colley Keep,在吸入乙醚麻醉下成功地生下了一个女孩。她是第一个在分娩中尝试麻醉的妇女。从此以后,她竭力地推广这种新型的镇痛方式。Nathan Colley Keep 给予乙醚是与宫缩同步的,他描述到:分娩过程中给予乙醚,减轻了分娩的疼痛,产妇的意识是清醒的,而且分娩过程没有出现停滞。

1847 年 10 月,Simpson 医师又寻找到其他没有乙醚缺点的麻醉剂(乙醚的缺点为:难闻和持久的气味,首次吸入时对呼吸道有刺激,有时需大量应用)如氯仿,其挥发性和气味都较好。1853 年,英格兰女王维多利亚,在生第八个小孩——利奥波德王子时,也挑战性地选择了吸入氯仿来减缓产痛。王室家族的认可奠定了分娩镇痛的地位。后来,女王授予她的麻醉医生琼斯 · 斯诺骑士头衔,尽管他不是女王的私人医生,但他为分娩镇痛所作的贡献非常巨大。

四、 分娩镇痛的发展历程

现代麻醉发明后不久,西方很多国家的妇女就发起了社会政治斗争,要求无痛分娩,她们运用自己的政治经济力量呼吁社会改善她们及其孩子的健康医疗。女权主义的中心议题是让所有的妇女都享受到这种人性化的分娩方式,而不仅仅限于那些名门贵族、富贵太太们。19 世纪中后期到 20 世纪早期只有有钱有势的妇女才能享受无痛分娩这种"美事",一些民间组织开始努力纠正这种社会不公正的待遇。

20 世纪早期,创建黄昏睡眠协会的妇女们成功地推动了睡眠法在分娩中的运用。黄昏睡眠法是结合吗啡和东莨菪碱两种药物的镇痛方法,吗啡能使痛觉变得迟钝，东莨菪碱有镇静作用，还可以消除产妇的不愉快记忆。睡眠法并不能充分地镇痛，所能做到的也只不过是消除了产妇分娩过程中部分的痛苦记忆，用了这种疗法的产妇常常出现奇异的行为或行为失控。

1928 年，一些有钱有政治关系的英国妇女成立了国家生日信托基金会，以普及分娩镇痛为目标，使所有的妇女不论社会背景或收入多少都能享受分娩镇痛。一位受此资助的英国医生发明了一种小玻璃球囊，打破玻璃后里面特定量的氯仿挥发到面罩里，产妇吸入后可以减轻产痛。

20 世纪 50 年代，美国及欧洲一些国家的产妇分娩镇痛变成了制度化规范化的产物，他们崇尚不包括麻醉用药在内的任何医疗干预的自然分娩。

20 世纪 60 年代中期，自然分娩越来越普遍，产妇掌握了很多新的缓解产痛的方法。拉梅兹呼吸法在美国出现，它的呼吸技巧很快成为全美准妈妈中最流行的分娩方法。

20 世纪 80 年代和 90 年代，硬膜外分娩镇痛开始大幅度流行。直到现在，整个医学领域的趋势是传统的西医中开始加入一些互替医疗成分。即使已经使用了硬膜外镇痛的产妇，也希望加入一些非药物的镇痛方法。

虽然人们对待分娩镇痛的态度已经转变，但还是有些产妇和医务人员对无痛分娩心存戒备。现代麻醉学已经发明了 150 年，无痛分娩的争议依然没有结束。

五、吸入麻醉分娩镇痛

现代麻醉学的开端是以在乙醚麻醉下成功完成下肢截肢手术为标志的。随后在 1847 年，乙醚开始用于分娩镇痛，产妇的意识清醒，产程也没有停滞。但是乙醚的缺点是难闻和持久性的气味，且第一次吸入时对呼吸道还有刺激，有时还需要大量应用，所以人们在寻找一个没有上述缺点的代替品。

1847 年 11 月，Simpson 将挥发性和气味都较好的氯仿用于产妇分娩，并把氯仿进行分娩镇痛的观察结果发表在《柳叶刀》杂志上。乙醚和氯仿的争议主要在于谁更安全，在美国习惯用乙醚，在英国氯仿应用更加普遍。

氧化亚氮有很好的镇痛作用，1880 年 Stanislav Kilkovich 第一次应用 80% 氧化亚氮和 20% 氧气的混合物于分娩镇痛。这种混合物在整个分娩过程中都能起到有效的镇痛作用，对母婴都很安全，缺点是此装置昂贵，也很难运输。20 世纪初期越来越多的疑问是当应用氧化亚氮时，有部分产妇出现缺氧，许多医师继续不断研制氧化亚氮和氧气的混合装置，直到 1961 年，Tunstall 医师应用的一种储气筒中有 50% 氧化亚氮和 50% 氧气的混合气体，此储气筒的优点是提高了足够的氧浓度而有效降低了高浓度的氧化亚氮所致的缺氧，由英国氧气公司研发，叫作 Entonox。这个筒有双向活瓣，助产士即可应用，至今 Entonox 依然成为使用氧化亚氮作为分娩镇痛的方法之一。

20 世纪中期以后，人们又陆续发现了二乙烯乙醚，三氯乙烯和甲氧基乙烯用于分娩镇痛。由于关注到所有挥发性药物对胎儿的抑制作用，以及其他更好的产科镇痛技术的发展，挥发性药物在分娩镇痛中的应用逐渐减少。

六、静脉分娩镇痛

与分娩镇痛吸入麻醉技术平行发展的是胃肠外分娩镇痛技术。1860 年德国的 Kormann 提出皮下注射吗啡来控制分娩疼痛。但由此带来一些相关问题，有报道阿片药物成瘾的母亲，所生下的孩子在头几个小时内呼吸抑制、迟钝和嗜睡。所以吗啡在分娩镇痛中应用并不多。

随后的时间里，人们在寻求复合麻醉在分娩镇痛中的应用。吗啡复合氯仿，吗啡复合东莨菪碱，在吗啡中加入吸入性麻醉剂减少了阿片类药物的用量，可以减轻吗啡的副作用。东莨菪碱虽不能提高痛阈，但是通过精神效果起作用，包括分娩中遗忘，这种吗啡复合东莨菪碱的镇痛一时成为普遍流行的分娩镇痛方法。但由于朦胧睡眠最终导致新生儿窒息率高，且产痛缓解不明显而遭到质疑。

1939 年哌替啶（杜冷丁）问世，哌替啶具有镇痛、解痉和镇静的作用，标志了它能作为产科镇痛的有用药物。1940 年 Benthin 在德国首次将哌替啶用于分娩镇痛。在实际临床应用中逐渐认识到哌替啶对新生儿的抑制，即使给予母亲小剂量的哌替啶肌注，也能对新生儿呼吸产生抑制，这种抑制程度取决于给药和胎儿娩出的间隔时间。

在 20 世纪中期发明了一些镇静药。哌替啶与吩噻嗪复合用药，阿片类镇痛药与水合氯醛、巴比妥类联合用药，或者是吗啡和东莨菪碱与其合用，希望这些药物对新生儿呼吸中枢的抑制作用减弱，但最终发现，当剂量达到镇痛水平时，对新生儿的呼吸也会有抑制，即使小剂量也能导致产妇的烦躁。

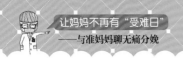

七、椎管内阻滞分娩镇痛

　　1853 年，爱丁堡的 Alexander Word 设计了一个注射器，把药物注射到神经干区域以减轻神经痛，因此他被称为神经阻滞之父。随着工业革命带来外科领域的极大发展，包括消毒技术的出现，更多的药物研制成功。可卡因的研制成功成为了局麻药发展的关键一步。1901 年曼切斯特产科医院在可卡因腰麻下做了第一例剖宫产手术。同年，Tuffier 就从腰部尝试硬模外镇痛，但是由于技术上的困难使腰部硬膜外阻滞在很多年内未能得到发展。直到 1938 美国的 Graffagnino 和 Seyler 行腰部硬模外阻滞完成了分娩镇痛。1942 年，Hingson 和 Edwards 发明了能弯曲的金属针，采用 Lemmon 导管进行连续骶部硬膜外阻滞，完成分娩镇痛，这种新技术可以无时间限制地维持麻醉。只有当局麻药的剂量足够大时才能减轻产痛，但同时也可能导致局麻药的毒性作用和产程迟滞。

　　1949 年利多卡因出现，推动了局部麻醉的广泛应用。利多卡因在化学上更稳定，作用比普鲁卡因强 3 倍，毒性更小，作用时间更长。1963 年布比卡因被引入，作用时间更长，可重复注射，引起蓄积的危险更小，成为促进硬膜外阻滞技术在产科应用的主要因素。1961 年 Bromage 证明了分娩时产痛的脊髓传入通路，推动了腰部硬膜外镇痛技术的应用。腰麻 - 硬膜外联合麻醉是将腰麻与硬膜外麻醉结合在一起的新技术，取其各自的优点。1981 年由 Brownridge 首先将腰 - 硬联合麻醉技术引入剖宫产手术。直至今日，硬膜外阻滞仍是医学界公认的镇痛效果最可靠，使用最广泛的药物性分娩镇痛方法。

八、其他方法

　　胃肠道给药分娩镇痛是经消化道内给予药物达到镇痛的效果，比如经结肠给予乙醚油或者口服副醛，可以在分娩中成功获得镇痛和遗忘。

　　倡导自然分娩的的医务人员认为产痛主要是由于恐惧和焦虑引起，如果能让产妇了解分娩过程并教会产妇放松，疼痛就会减轻。1933 年由 Dick-Read 创办了第一家分娩训练学校。这种心理学镇痛法的效果可想而知，接受过分娩训练的产妇也会要求硬膜外镇痛。

20 世纪中后期，陆续出现的针灸镇痛、经皮电神经刺激镇痛、音乐疗法等在分娩产痛中有一定的缓解作用。

在 21 世纪初，整个医学领域的趋势是在传统的西医镇痛方法中开始融入一些非药物镇痛技术，呈现出无痛分娩的发展和完全自然分娩共存的现状。

尽管各国采取的镇痛方法存在一定的不同，但在所有分娩镇痛方法中，腰段硬膜外阻滞镇痛（由经验丰富的麻醉医生操作，经产妇的腰椎间隙进行穿刺，给予局麻药进行镇痛）被公认为镇痛效果理想且副作用小，因此应用也越来越广泛。

九、我国分娩镇痛的现状如何？

根据我国卫生部门统计，中国超过 98% 的孕妇对分娩有恐惧，90% 以上的孕妇是希望自然分娩的，但主动放弃自然分娩而要求剖宫产的孕妇中约有 60%~70% 是因为害怕疼痛。故有学者认为，分娩镇痛是用现代医学技术支持自然分娩，其实质是一种人文关怀，这是医疗护理理念进步的体现。

分娩镇痛技术在我国尚处于起步阶段，绝大多数医院由于种种原因尚未常规开展。还有根深蒂固的传统观念在作祟，觉得分娩就应该疼痛，对孕妇这方面的关心不够。无痛分娩的开展是一个多学科共同协作完成的技术，需要麻醉医生、产科医生和助产士三方的共同努力。随着生活水平的不断提高，社会文明程度也相应提高，给医生和医院提出了更高的要求，强大的市场需求是开展分娩镇痛的动力。分娩镇痛的技术在我国已日趋成熟，首都医科大学附属北京妇产医院已经开展了十多年，累计完成近万例无痛分娩，全天候 24 小时服务，且副作用极小，母婴平安，明显降低了剖宫率，分娩镇痛率大约在 40%，产妇和家属均满意。且已经连续 10 年举办"高危产科麻醉和分娩镇痛论坛"和"康乐分娩镇痛全国行"活动，为分娩镇痛的推广做着积极的努力。在发达国家，只要产妇有需求，就能够享受分娩镇痛的服务，在美国产妇选择分娩镇痛占 85%，英国高达 90%，而我国总体还不到 1%，这不只是数字上的差距，而是整个社会文明程度的距离。

分娩镇痛对医院的长远发展是有利的，前途是光明的，道路是曲折的。观念的更新、分娩镇痛医疗服务体系的建立、分娩镇痛技术的规范化以及加大分娩镇痛的宣传力度是中国分娩镇痛事业发展的关键。我们坚信，只要我们共同携手，

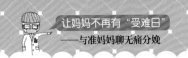

多方努力，就一定能够把分娩镇痛开展起来，让无数的准妈妈在分娩过程中更安全更舒适。

十、分娩镇痛的意义

每年我国出生的新生儿近 2000 万人，其中约一半为剖宫产儿，个别城市的剖宫产率达到 60%~80%，远远超过世界卫生组织推荐的 15%。居高不下的剖宫产率已经成为我国一个严重的公共卫生问题，剖宫产成为广大产妇逃避产痛的主要途径，非产科指征的剖宫产给产妇和孩子带来的健康损害是不容忽视的。这些由不当的分娩方式造成的看得见的、看不见的、近期的和远期的损害，可能导致她们人生的缺憾，但她们多数并不知情，致使错误被复制、被延续，直至现在。挪威、英国及瑞典 1990 年的剖宫产率已在 15% 以下，日本仅为 7%~8%，这些发达国家的低剖宫产率与他们的分娩镇痛技术是密不可分的。分娩镇痛有以下方面的意义：

1. 分娩镇痛减轻产妇产痛应激反应，解除产妇心理上的恐惧，同时降低了胎儿宫内缺氧，降低剖宫产率，更有利于母婴健康和安全。

2. 选择分娩镇痛是每一位产妇的权利。医务人员有责任、有义务通过科学的方法为广大产妇减轻分娩痛苦。

3. 分娩镇痛是向传统生育观念发起的挑战。分娩中的疼痛常常被认为是"正常的过程"而被忽视，事实上，一些发达国家已经将享受分娩镇痛视为一种女性的权利。

4. 分娩镇痛是社会文明的标志。为产妇减轻痛苦是医生的责任和义务，是对生命个体的尊重，是一种生育文明。

5. 分娩镇痛可以产生良好的社会效益和经济效益。分娩镇痛最大的收益者是伟大的准妈妈。同时还能提高医院的市场竞争力和科室品牌知名度。

总之，分娩镇痛不仅使母婴更安全，且还维护了产妇在分娩中的尊严，使其能够轻松愉快地迎接新生命的到来。

Chapter

6

非药物性镇痛

女人生孩子,这是一个家庭中的大事,事关"传宗接代",事关"两条生命安全"。世界卫生组织(WHO)全球策略提出:"2015 年人人享有生殖健康"。分娩是生殖健康的重要组成内容,随着围产期的发展和人们生活水平的不断提高,如何减轻分娩过程的疼痛,倡导生殖健康,是现代医学领域的研究课题之一。

分娩疼痛是大部分妇女一生中所遇到的最剧烈的疼痛,约有 80% 的初产妇认为分娩时的宫缩痛难以忍受,剧烈的疼痛会使产妇情绪紧张、焦虑、烦躁、进食减少以及胎儿会出现一系列的反应。因此,缓解分娩过程中剧烈的疼痛对产妇和新生儿有很大的益处。一进入产程,产妇多表现为心理紧张、焦虑,担心自己能否顺利分娩,担心胎儿情况,而在临产开始(第一产程潜伏期)采用非药物镇痛方法,可极大地缓解产妇的紧张情绪,加上陪产人员的指导,可充分调动产妇内在的潜力,缩短产程。非药物镇痛方法能通过神经肌肉的放松、呼吸方法转移对疼痛的注意力,或者通过心理暗示等措施来减轻产痛。那么如何利用非药物的方法减轻分娩的疼痛呢?

下面就介绍一些减轻产痛的非药物镇痛方法。

方法一 保持乐观、开朗的性格

性格乐观、开朗的妈妈和性格忧郁、担心重重的妈妈,哪个自然分娩速度会更快呢?美国生育学专家最新研究发现性格会直接影响产妇在分娩过程中的承受能力,也会直接影响她们子宫收缩的频率和强度。性格开朗、外向的妈妈愿意向身边人倾诉自己的感受,能够在产程中主动表达自己的需求,更能够与陪伴分娩的人员进行良好的沟通,对于医务人员的指导也更加容易接受,配合程度更高。所以比性格忧郁的妈妈自然分娩的速度会更快。

那么产妇该如何调节自己的情绪呢?如果本身性格不属于开朗、爽快类型的孕妇,在孕末期可以采取以下方式调整心态:

1 每天多听听轻松欢快的音乐,收看喜剧节目。

2 积极参加医院、社区组织的孕产妇活动。

3　上网与同为准妈妈的孕妇网友们一起交流分享经验。

4　主动地亲近自然，尝试独自外出散步，培养独立的孕期生活习惯。

5　如果有什么心事，多跟身边的亲人、朋友沟通。

6　在分娩期也可以通过音乐、电视、书籍或与人交谈等放松身心来改善自身的不良情绪。

7　在自然分娩的过程中，如果能用"分娩疼痛是母婴一起经历的人生第一个考验""分娩疼痛也是作为妈妈与宝宝能够共同体会的最后一个感觉""痛苦是为了让宝宝更聪明"这样的自我暗示，来取代传统的"生孩子就是去鬼门关走一遭""生孩子就是女人受罪"。这种从主观观念上的改变无疑可以让自然分娩更快速，减少自然分娩的痛苦。不再认为自己是在承受苦难，努力将自己放松，确实地放松自己、身体不再紧绷，可以省掉许多体力消耗。

8　精神集中于生产上，想着腹中的胎儿。

方法二　营养均衡、少食多餐

进入产程饮食要以高热量少渣食物为主。在产程中，我们不限制食物和水的摄入，鼓励产妇多次少量地进餐。饮食的原则就是以产妇的口味来决定，不是单纯的巧克力、和功能饮料。如果在孕期诊断有妊娠期糖尿病，则要以全麦面包代

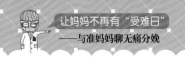

替高糖的饼干，无糖豆浆、牛奶代替粥类。为了防止糖分过多摄入，产生"胃酸""烧心"的感觉，可以用咸味食物代替。总之，量少、丰富、多样，一般采取少食多餐的方式进餐。

方法三　产前分娩体验

减少分娩痛的第一步，就是产妇需要详细、完整地了解分娩过程及相关的知识，这在妇产医院的"孕妇学校"都会有专家进行专业的指导和讲解。有的医院还为产妇设置了模拟完整的待产、分娩过程的分娩体验门诊或模拟产房，整个过程包括从开始有临产征兆、接诊、模拟分娩等各个环节。产妇在模拟产房中可以身临其境地感受产房中的各种仪器、设备，了解各种监护仪的用途，更可以亲身在产床上体验一下，使陌生的产床不再冷冰冰，还可以通过宣传录像片了解整个分娩的全过程，这样的办法通过让产妇熟悉临产时的流程和医院的环境、设施，具备了良好的心理认知，消除恐惧感，轻松分娩。

方法四　导乐陪伴分娩

即产妇在分娩的全过程中有导乐的陪伴，能持续地给予生理和情感上的支持以及必要的信息和知识，使产妇感到舒适、安全，在这种情况下再配合使用安全、有效的非药物导乐分娩镇痛方法，使产妇有一个顺利和满意的分娩经历和结果。目前在国内，医院聘请受过专业培训的护理工作者担任"导乐"，她们有爱心、耐心和责任心，善于与人沟通交流。导乐大多从有生育经历的优秀助产士中选拔，经过特殊的课程训练上岗，"一对一"地指导产妇分娩。

待产妇进入产房后，导乐会详细地询问规律宫缩开始的时间，结合子宫颈口扩张的情况及胎先露下降的情况，确定临产时间，全面评估产妇及胎儿的情况，准妈妈的产前检查详细地记录了她的产前检查情况，通过上述的检查，作出产时计划，如有高危因素，会对孕妇及胎儿进行更加详细的全面评估。

在孕妇待产、分娩过程中给予全面的支持是非常必要的，因为分娩是妊娠的结束，是母亲与胎儿共同完成的一个十分重要的过程，也是母亲与胎儿最大的应激期，需要支持和帮助。分娩虽是一个正常的生理过程，但许多危险情况会突然发生，如大出血、羊水栓塞、胎儿宫内窘迫、难产等。因此，陪伴准妈妈的工作人员必须非常机警地对产程情况进行观察，及时发现异常征兆，及早处理，使母婴转危为安。由于中国的生育政策，现在在医院分娩的准妈妈大多数都是初产妇，她们没有生育经验，而从各种途径得到的有关分娩的信息大多数是痛苦和危险的，所以对自己能否自然分娩心中充满了紧张和恐惧，临产后过度的紧张和恐惧会导致准妈妈体内内分泌失衡、子宫收缩不协调导致无效宫缩出现，造成产程时间延长和无法忍受的疼痛感觉，因此对她们和家属的心理支持是非常重要和必要的。这种导乐技术经过循证医学检验，是首要的非药物分娩镇痛的科学解决方案，通过将先进的科学技术与人性化关怀相结合，既可有效地减轻分娩疼痛，又能在生理、心理、情感上给予产妇支持，深受孕产妇及家属欢迎。

方法五　产妇家属（丈夫）陪伴分娩

在分娩期，丈夫的参与是其他人所不能替代的。大多数的妇女在医院分娩时都能从她们的丈夫那里获得勇气。丈夫自然是产妇的分娩助手，他甚至可以成为最富爱心和观察最仔细的"助产士"。对于增进夫妻感情，稳定家庭有积极的作用。分娩是人生中非常重要的阶段，对孕妇来说，也是一段非常艰难的过程，如果有丈夫的积极支持和陪伴，这个艰难的过程将会变得非常的幸福、难忘，生命将在夫妻的浓浓情爱中诞生、延续。现在有越来越多的准父亲愿意参与到妻子的分娩过程中，研究结果也发现准父亲参与分娩的主要动机是给予妻子支持，并且他们也意识到妻子希望他们陪伴在身旁。

一些专家认为父亲参与分娩在其今后的生活中，父亲和孩子容易建立一种亲密的关系，父亲更多地向孩子表达爱，照顾孩子，更快地完成从准父亲到父亲的角色转变，夫妻感情更牢固。近年来有越来越多的研究显示，有丈夫陪伴分娩的 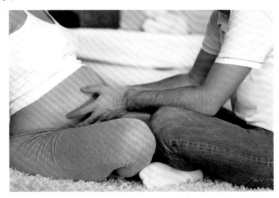 产妇，因待产过程得到有力的支持，往往产程时间比较短，分娩期合并症也较少。

但是丈夫陪伴分娩也有弊端，由于他们对分娩知识了解得太少，因此面对妻子痛苦的表情、异常的身体变化时可能变得焦虑不安，无所适从，无法以平静的态度、客观的方式去安慰、帮助产妇，并感到无助和窘迫。因此为了弥补丈夫陪伴分娩的不足，使产妇在分娩过程中不仅得到丈夫亲密无间的关爱与体贴，而且能消除其紧张恐惧感，树立其自然分娩的信心，需要在产妇分娩前陪伴家属应与产妇一起参加孕妇学校，了解一些有关分娩方面的知识。

那么，丈夫陪产能做些什么呢？

1 丈夫除了可以让产妇依靠外还给予她爱抚和关心，可以在短时间内将一间独立产房变成家庭。陪伴有其独特的作用，从家庭角度上讲，他是与新生儿及产妇最密切相关的人员，他不但了解产妇的爱好，对产妇的性格特征也最为清楚，在产妇最脆弱的时候可以展现男人的依靠性，这是导乐和助产士所不能给予的包容，这能在相当大的程度上缓解产妇的紧张心理，减少产妇的孤独感。丈夫的作用是其他人不能替代的。

2 丈夫在临产开始前即对分娩的知识要有所了解，并与妻子一起观察和讨论，协助妻子记录胎动和宫缩情况。

3 丈夫可以带一些妻子喜爱的录音带进入由医院准备的家庭化的待产室，舒缓的音乐可以缓解她的紧张情绪。

4 在产程中丈夫的抚慰是非常有帮助的。在每次宫缩时，应给妻子安慰和支持，要用赞扬的话语去鼓励她。可以采用耳语、以双方熟悉的手势握住她的手，抚慰她、亲吻她、给她擦汗、整理散乱的头发，或按摩产妇的背部和腹部来缓解产痛。

5 使用在孕妇学校或准爸爸学习班学过的呼吸技巧来指导产妇调节呼吸，稳定产妇的情绪。

6 提醒产妇定时排空膀胱，在她起床活动时，守在她的身旁。在助产人员的指导下，帮助产妇采取站立、半坐等体位，或扶产妇缓慢行走，最好不要平躺。

| 7 | 和妻子一起向助产人员咨询、讨论各种镇痛的措施，监护手段以便知情选择。 |

| 8 | 如果产程中产妇出现疲劳，医生给她注射了镇静剂以后，最好按照医生的指导，让产妇进入睡眠状态，而不是和她说话，干扰她的休息。随时了解产程的进展和胎儿的宫内状况。 |

| 9 | 当宫口开全进入第二产程以后，丈夫最好站在产床头侧，和助产人员一起指导产妇正确使用腹压。 |

| 10 | 当产程进展不顺利，或出现胎儿宫内窘迫，妻子因为产痛情绪激动等情况时，丈夫首先应该镇静、沉着，与助产人员一起安慰产妇，稳定她的情绪。而不是斥责埋怨产妇，或对助产人员发火和指责。丈夫不要因为看到妻子遭受产痛的折磨而要求医生行剖宫术，产痛是可以通过许多方法缓解的。 |

| 11 | 孩子出生以后，经过很大的体力消耗之后，妻子会感到很疲惫，需要更多的休息。有些妻子会有些委屈感，丈夫可以对她默默的进行夸奖和安慰。 |

方法六　音乐分娩镇痛

音乐镇痛分娩则利用了音乐的神奇作用。听觉中枢和抑制痛觉的中枢在大脑中距离很近。播放音乐，准妈妈的注意力会转移到音乐的旋律、节奏、音高、音质及快慢上，因而分散对产痛的感应力。

孕妈妈听到美妙的音乐，能唤起一种喜悦的感觉，从而放松紧张的神经，使孕妈妈的心肺功能处于良好状态。而且，音乐分娩镇痛可以引导孕妈妈有效地运用呼吸法，均匀用力，缩短分娩过程，使分娩更为顺利。更重要的是，如果孕妈妈没有丈夫和家人的陪伴，音乐还能给予孕妈妈们高度的精神支持和心理安慰。而现在某些医院会有音乐治疗师，他们能够综合孕妈妈的情况，运用不同的"音乐心理治疗"方法，设计制定出相应的"音乐心理治疗"计划和方案。

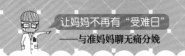

还可以利用一些图片或者看电视等方法使产妇将注意力集中于此点，使其注意力从宫缩引起的疼痛和不适上转移开，增加对疼痛的耐受力。产妇还可以携带一些感兴趣的书籍，有助于保持镇静的情绪，并在需要时查看。

方法七　呼吸镇痛

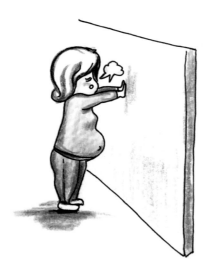

在分散注意力的基础上，产妇还可以通过调节呼吸的节奏来达到减痛的目的。这也是目前最简便易行的非药物镇痛方式，产妇可以在孕末期就开始练习。

临产开始后行胸式呼吸，深而慢，每一次宫缩的开始至结束，用鼻腔吸气，用口腔呼出，以此来缓解紧张的情绪，宫缩间歇时停止。在第一产程末期、宫口开全之前，用快而浅的呼吸和喘气，第二产程时向下屏气。

有的产妇没在孕末期练习呼吸镇痛法也不必紧张，因为通过集中注意力的方式也可以调节自己的呼吸，产妇在每次宫缩来临的时候将注意力集中在呼吸的深度上，保证每次吸气和吐气的量的大小是相同的即可，如果宫缩疼痛加剧，可以适当增加频率，但要以没有"呼吸声"为原则。并且在调整呼吸的同时要保证充足的水分，最好在产程中保持多次少量的饮水，使用可弯曲的吸管也较方便饮用。进入活跃期建议饮用各种运动型饮料较好，但要注意产程中血糖的情况。

1. 缓慢呼吸法

宫缩开始后，让产妇保持一个比较舒适的体位，注意力集中。先做一次深呼吸，然后慢而深地吸气，缓慢呼气，最后发出一声叹息声，放松整个身体。重复上述过程，直到一次宫缩结束，以深呼吸结束。

2. 浅快呼吸法

主要用于宫缩高峰期。开始用缓慢呼吸法，直到宫缩增强到一定程度。宫缩越强，呼吸频率越快，甚至达到正常呼吸频率的两倍。保持这种呼吸直至宫缩高峰期结束。当宫缩强度减弱时，减慢呼吸频率，并加深呼吸深度，以深呼吸结束。

3. 喘－喘－吹呼吸法

为上两种呼吸方法的结合。先深呼吸一次，再行3、4次浅快呼吸后吹一口气。重复喘－喘－吹式呼吸直至宫缩完成，最后以深呼吸结束。

方法八　按摩法

利用触觉的刺激帮助产妇放松以及减轻疼痛和不适。按摩减轻疼痛的原理是刺激大的神经纤维，抑制了细小神经纤维所传导的疼痛刺激。可以在子宫体的下段做轻柔的按摩，也可以在产妇面部或肢体和末端按摩，按摩法对轻中度的疼痛较有效，对于强度很大的疼痛效果不明显。产妇有颈肩部、背部不适时可用揉捏法来减轻颈部、肩膀及背部的不舒适。这些方法是待产过程中常用而且有效的措施。

在第一产程宫缩时根据产妇的需求和主观感受可按摩产妇的双肩、颈部、脊柱两侧，或产妇侧卧位时按摩腰骶部，可与深呼吸相配合，宫缩间歇时停止。可以徒手按摩或者借助按摩器具进行按摩。为进一步增加产妇的舒适感，如果产妇愿意还可以做双臂、双手、双足的按摩。

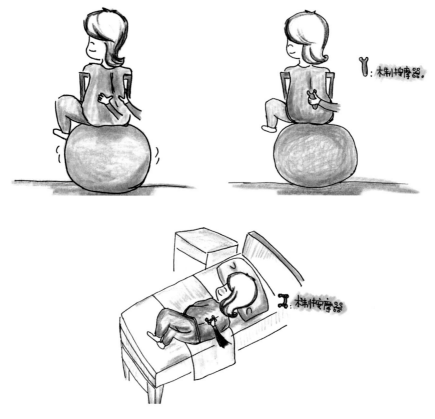

1.腰背部按压

为了减轻胎头枕后位引起的腰背部疼痛。方法是将一只手或拳头放在产妇的腰背部，然后进行稳定、有力的按压。操作者需要将另一只手放在产妇骨盆前方以防止产妇身体向前移动。产妇应该指出最需要按压的部位，通常按压她指出的部位会比其他部位更为有效。有力、持续地按压是最有效的，揉捏或者断断续续地按压反而会引起不适。

2.拍打法助产按摩

可在分娩时帮助放松。坚实的拍打能分散注意力，促进血液循环，使皮肤表面发热。所有按摩拍打都要有节奏并且重复。其力度要以拍打后皮肤微微发红发热为度，切不可过度用力，造成皮肤和黏膜的破损。开始按摩前要得到产妇的许可，停止按摩前也要得到产妇同意。通常，最有效的分娩按摩拍打从身体中部开始，在身体外缘结束。这给人一种"使紧张和疼痛消失"的感觉。

方法九 红豆热敷减轻疼痛

利用制作好的红豆袋经微波加热后敷在产妇的腰骶部，能够促进产妇松弛、舒适以及减轻疼痛。由于红豆袋没有固定形状，不受使用部位的限制，不仅对于腰部的疼痛很有帮助，对于缓解背部不适也有很大帮助。重复热敷之后，皮肤的感受性会减低，要注意温度适宜，防止伤害的皮肤。

方法十 芳香疗法（香薰）

芳香疗法就是让产妇在芬芳的环境中呼吸来帮助放松，使她感觉舒适而良好。在待产和分娩过程中可以应用此法，来减少产房中特有的消毒水味道带来的嗅觉冲击，芳香的气味可以刺激鼻子的嗅觉细胞和大脑边缘系统，从而释放各种神经递质，并发挥作用。芳香的气味可以令人精神振奋或放松，也可以刺激体内天然的疼痛杀手——内啡肽的产生。芳香烃还可以在产妇待产期间代替日光灯的使用，由于缩宫素更喜欢在夜间分泌，所以为产妇创造幽静、昏暗的环境可以促进产程的进展，也可以在产妇入睡的时候，创造良好的睡眠环境。使用前让产妇挑选自己喜欢的气味（一般选用薰衣草、柠檬等安神的气味）。

方法十一 针灸、电针灸刺激——韩氏仪（HAN'S）分娩镇痛

作为一种跨皮电刺激的新型镇痛仪，通过刺激阿氏穴及相关穴位，可启动内源性镇痛系统，促使中枢释放不同的内源性阿片肽和神经递质，发挥协同镇痛效应。用法是打开电源，接上导线和电极贴片，将电极片贴在产妇腰骶部，调节刺激强度和波形，并询问产妇感觉舒适即可。

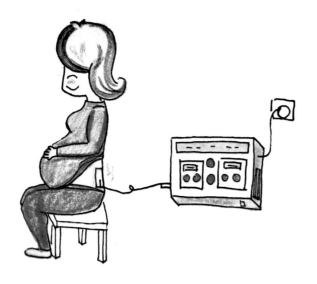

方法十二　针刺镇痛

起源于中医经络中的针刺疗法。适用于协调性良好的产妇。它在不妨碍子宫收缩的同时抑制疼痛，有不影响母体循环系统的优点，但存在镇痛不全，内脏牵拉反射明显等缺点。

另外，水针镇痛法也可以用于产程活跃期腰痛剧烈难忍时，在第五腰椎棘突中线左右旁开2厘米处作为注射点，并在此两点以下2厘米处另取两个注射点，共4个注射点，在每个注射点皮下注射0.5毫升注射用水。这是一种简单、易行、符合自然分娩生理规律的镇痛方法。

方法十三　产程中自由体位可以减轻疼痛

在待产过程中协助产妇经常改变姿势，采取她觉得最舒适的体位，以促进全身舒适与放松。也可以利用重力的原理，采取上身直立的姿势，促进子宫颈扩张，加速产程进展。根据产妇产程进展情况，协助待产妇选择适当的体位，促进产程进展和待产妇舒适。每种分娩体位都有其优、缺点，选择何种姿势分娩取决于医院的设备及医师和助产士的经验。

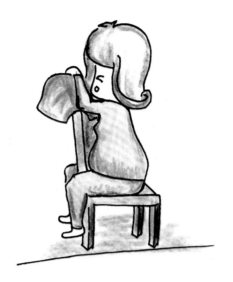

产妇入院后，除非有不能下床的禁忌证如破水并且胎先露高浮、血压高、在产程中用镇静药休息等，都应鼓励其在准父亲的陪伴下离床走动，准父母可以在产房的房间内或走廊里活动。走动可以增加产妇的舒适度，并且促进较有效的子宫收缩。同时，保持上身直立的姿势，胎头会很好地压迫宫颈，胎儿的重量和子宫收缩力形成合力，非常有效地促进子宫颈扩张，而走路时骨盆的轻微摆动可促使胎儿在骨盆中转动。

体位的改变能影响宫缩间歇期的宫内压力。

❀ 卧：可仰卧、左右侧卧、半卧等。

❀ 走：下床在待产室或附近走动。

❀ 立：站在床尾，以床尾栏为支撑扶手，臀部左右摇摆，或背靠在墙上站着，双手扶在床尾栏上。

❀ 坐：可正坐，也可反坐，即双手趴在靠背椅的软垫上坐着。

❀ 跪：双脚分开跪在矮床软垫上，臀部翘高或臀部左右摇摆。

❀ 趴：双手抱靠垫趴在软垫上。

❀ 蹲：双手扶床沿或扶椅子，两脚分开蹲在地上。

当产妇由平卧到站立或坐位时，引起子宫非宫缩期的压力的增加，较高的宫缩间歇期的宫内压作用于宫颈，可导致分娩过程加速。也可缩短产程，阴道助产率减少，剖宫产率下降，产程中使用镇静药减少，缩宫素静滴率降低。

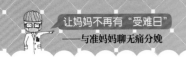

适当的体位可以帮助胎头下降，降低盆底软组织对胎头下降时的阻力，使胎儿在产道中的顺应性增大，容易顺产道娩出。

产妇采取站立姿势时，臀部左右摇摆，能使胎头在骨盆内顺着产轴下降、旋转，加速产程进展。

改变体位有以下方面的作用：

⚘ 改善骨盆骨骼排列，使其活动性与大小更适合分娩。

⚘ 在重力的作用下，有利于胎头对宫颈内口的冲击，有利于宫口的扩张。

⚘ 减轻疼痛，加速产程。

⚘ 使胎儿入盆达到最佳角度，有利于胎儿和骨盆角度的密切衔接。

⚘ 改善胎儿氧供。

但是在改变体位之前要先评估产妇宫颈扩张，产程进展及产妇生命体征情况。是否有胎膜早破，胎先露下降情况。根据产妇情况和产程进展指导产妇采取各种体位，如站立、散步、坐位、跪位、蹲位、手膝位等。为保证待产妇安全，产房在鼓励待产妇采取各种体位时应提供相应的设备，如助步车、分娩椅、分娩球、墙上的扶栏、靠垫、抱枕等。

❀ 前倾位

能有效地缓解背痛，促进宫口扩张，加速产程，适合背部按摩的好体位。

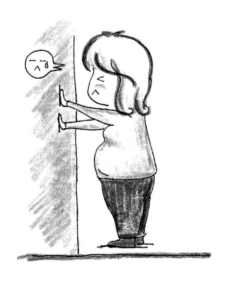

膝胸卧位

　　宫缩时促使胎头离开骨盆，促进不良枕位的旋转。有时可用于早期分娩宫缩过频伴背痛、子宫颈不继续扩张者，还可以减轻对水肿子宫颈的压迫。

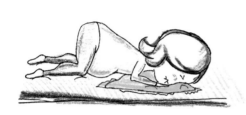 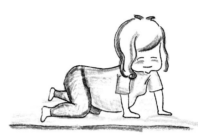

坐位

　　优点：

☺ 产妇取坐位时，子宫离开脊柱趋向于腹壁，胎儿纵轴与产轴相一致，胎先露下降顺利，可缩短产程。

☺ 坐位使肛提肌向下及两侧扩展，使胎儿容易娩出。

☺ 减少骨盆倾斜度，有利于胎头入盆和分娩机转顺利完成。

☺ 减少了子宫对下腔静脉和腹主动脉的压力，子宫灌注增加，可使胎儿窘迫率和新生儿窒息率降低。

☺ 产妇感觉体位舒适，易于屏气，减轻体力消耗。

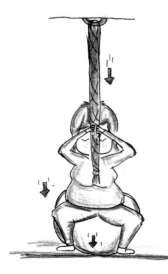 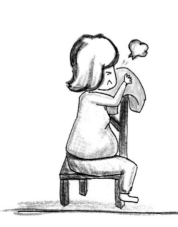

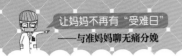
缺点：

☹ 坐式分娩不利于接生，且由于胎头娩出速度过快易造成会阴裂伤。

☹ 若坐位分娩时间过长，产床压迫外阴局部，静脉压升高，易致外阴水肿。

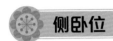 **侧卧位**

优点：

☺ 在于产妇觉得是比较自然、舒适的姿势，同时不致影响下肢静脉回流，可促进会阴部的松弛，减少会阴切开率。

☺ 方便产妇用力，可以使子宫离开脊柱趋向腹部，使母体纵轴与胎儿纵轴保持一致，有利于胎头下降。

☺ 当宫缩期间产妇屏气用力，骨盆后三角充分扩张，增加了骨盆出口的前后径和横径。宫缩时胎头对提肛肌的压迫较仰卧位更强，使提肛肌反射性收缩加强，促进了胎头下降和内旋转。将床头升高30°~40°的倾斜度与骨盆倾斜度一致，胎儿在产道中受到的阻力减少，并借助于重力的作用加速了胎头下降的过程。

☺ 侧卧位避免了膈肌受压，有利于膈肌收缩，使胸腔增大，利于产妇呼吸，同时减少胎儿在宫内的缺氧，所以胎心减慢情况发生减少。产妇能更好地完成向下屏气用力，缩短第二产程，宫缩间歇期产妇还能够进行充分的休息，这样可以大大的保存体力，减少疲劳感，提高自然分娩成功率。

缺点：

☹ 没有自由体位舒适，孕妇较难坚持。

☹ 长时间的侧卧位也易致产妇疲劳，使产程延长。

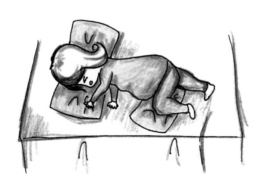

仰卧位

助产士容易观察产程，方便听诊胎心率，有助于维持无菌，施行会阴切开术和方便接生操作。目前我国各医院仍以膀胱截石位接产最为普遍。使用此分娩体位时产妇两腿分开并抬高，双足放在脚磴上。在身体两侧各有一把手，产妇向下用力时可以握住把手往后拉，做出划船的动作，方便使用腹压。临床上通常会将产妇的背部摇高约 30°~40°，采取半坐卧位来矫正以上不足。

缺点：

☹ 仰卧位分娩时胎儿纵轴与产轴不在一条直线上，使胎儿重力对宫颈的压迫作用减弱，宫颈不能有效地扩张，第一产程时间延长。

☹ 仰卧位分娩时腰椎曲度增加，妊娠子宫压迫腹主动脉，循环血量减少，子宫血液减少，其结果可直接引起胎盘循环障碍，易造成胎儿缺氧。

☹ 子宫压迫下腔静脉，使回心血量减少，易致仰卧位低血压综合征。

☹ 其股部往上方屈曲，会造成阴道和会阴部绷紧。仰卧位骨盆的可塑性受到限制，骨盆相对狭窄，从而增加了难产机会和会阴侧切率。

蹲位

采取蹲位分娩，必须在产床上加装一横杆，产妇蹲在横杆面前把持住横杆用力，以提供支持和保护安全。

优点：

☺ 可使骨盆扩张，盆底肌肉松弛，阴道扩张，用子宫收缩、腹肌和肛提肌的收缩力使胎儿娩出。

☺ 最符合生理，人处于蹲位能更好地使用腹压。蹲位时所测得的宫腔内压力最大。

☺ 蹲位肌肉收缩力较仰卧位强，应激状态下肌肉收缩爆发力更为突出，可增加腹肌和盆底肌的收缩力（产力）以及四肢肌群的收缩力。

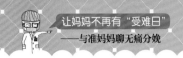

缺点：

☹ 产妇蹲在床上，不便于助产士操作。

☹ 蹲位分娩易造成急产，常使接生人员来不及准备而造成无准备的分娩，增加了产褥感染率和新生儿坠落伤亡率。

☹ 过频而强烈的宫缩，使产妇来不及充分扩张，容易造成软产道的损伤。

☹ 长时间的蹲位会增加产妇的疲劳感，如果没有合适的分娩椅支撑的话，此体位没有仰卧位舒适。

☹ 不便于接生人员保护会阴和处理新生儿，这是目前蹲位分娩较少采用的原因。

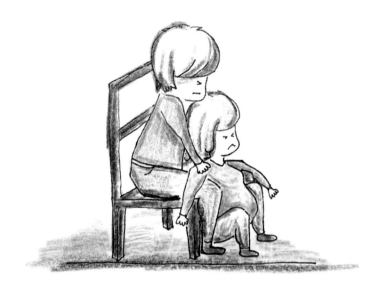

部分产妇感觉平躺比较舒适，但应将床头适当抬高，产妇呈头高脚低平卧位，以减轻子宫对下腔静脉的压迫。在待产过程需要经常提醒和指导产妇改变体位，以促进全身舒适和放松。

方法十四 产程中各种辅助器械的使用

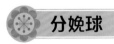 **分娩球**

分娩球是一个直径 1 米的彩色橡胶球，固定在有扶手的座椅上，在规律宫缩的间歇骑坐上去，可以放松盆腔肌肉，感到柔软舒适，减轻疼痛。

　　分娩球能促进孕妇的骨盆松弛和胎儿下降，有助于胎儿的旋转。扩大骨盆空间，因此能缓解分娩时的阵痛。产妇在规律宫缩的间歇期骑坐在球上，可达到放松盆底肌肉，明显缓解会阴神经疼痛的程度。

　　分娩球操作流程：首先评估孕妇的一般情况，排除禁忌证，检查球的充气状态，助产士先做示范和解释，扶孕妇坐球上，重心靠球后2/3部，面向椅背，双腿分开撑地，膝关节呈90°。双手紧握扶手，产妇选择上身前倾坐体位，在宫缩时协助产妇上下颠球或左右轻度摇摆，确定孕妇已掌握要领，并陪伴在产妇身旁保证其安全，同时要重视产妇主诉并观察产兆、监测胎心。

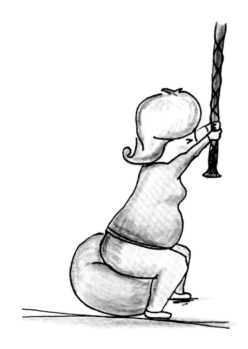

　　以下情况不适合用分娩球：

☹ 母体因素：高血压、癫痫症、心脏病、出现贫血症状。

☹ 产科高危因素：多胎、前置胎盘、早产、破膜后胎头过高。

☹ 胎儿因素：羊水粪染，胎心出现异常。

☹ 待产中药物使用：杜冷丁、安定。

✿ 分娩车

一般产妇在第一产程开始使用分娩车,可促进产妇放松,加速胎儿下降,促使宫口扩张,推动产程顺利进行。在使用分娩车时,产妇可以双手扶好分娩车的支架,上身前倾、向前行走;或者双手紧握分娩车的海绵托,缓慢进行下蹲动作。身体重量转移到分娩车上,可以随车走动,利用地心吸引力使胎头下降、宫口扩张加速,转移注意力,松弛肌肉,减少恐惧、紧张的心理。

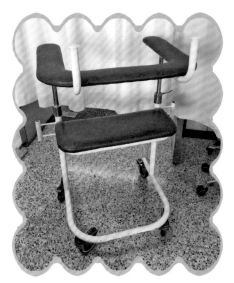

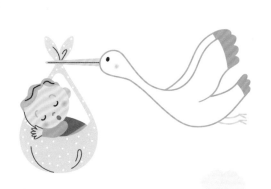

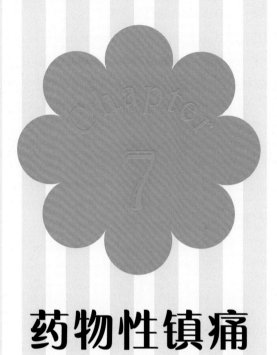

药物性镇痛

经历过分娩的妈妈很多都对撕心裂肺的产痛心有余悸，年轻的准妈妈们跟"前辈"交流经验后也因害怕疼痛而惧怕顺产。其实，在分娩过程中我们有很多药物和方法可以用来缓解疼痛，准妈妈们也可以通过增加对这些药物的了解，与助产士很好地沟通，来使自己在分娩的过程中少吃些苦。那么有人就问了，疼的时候可以给我们使用哪些药物？需要多大剂量？是口服还是打针？更多的人会关心这些药用了会不会对宝宝有影响？分娩过程中，既要考虑到妈妈的需要，还要保证宝宝的安全，主要是依据产妇自己的意愿和产程的进展情况来决定怎样使用药物，带着这一大串问题，接下来我们就看看到底可以使用哪些药物，这些药物又是怎么使用的。

可以缓解疼痛的药物究竟有哪些？主要包括两大类——镇静药和镇痛药。

 镇静药物

安定类

这些药物本身是没有镇痛作用的，它们是通过抗焦虑和镇静作用，改善产妇的恐惧紧张及疲惫状态，同时可以解除产时的宫颈痉挛，起到加速产程和缓解产痛的作用。用量为安定 10 毫克肌肉注射，如需重复用药应间隔 4~6 小时，最大用量不超过 30 毫克。

优点：给药后数分钟产妇会产生昏昏欲睡的感觉，有的人甚至进入梦乡，此时产妇精神放松，不再将全部注意力都集中在疼痛上，使产妇得到很好的休息。与镇痛药物联合使用，可以提高镇痛效果。

缺点：一些产妇可能会遇到头晕、恶心、呕吐、嗜睡和心率减慢的情况。对于宝宝来说，由于安定的胎盘透过率高，可以进入宝宝体内，在宝宝体内代谢比较慢，如果妈妈在使用药物后没多久宝宝就出生了，可能导致新生儿镇静、肌张力减退和呼吸抑制，此时就需要儿科医生来帮忙保证宝宝的安全了。但是单剂量产程早期使用安定，新生儿的药物不良反应概率是很小的。

适用人群：精神过度紧张的产妇，先兆子痫或子痫的产妇。

二、镇痛药物

吸入镇痛药物

笑气即氧化亚氮，是一种吸入性麻醉剂，无色、味甜，对呼吸道无刺激性，产妇乐于接受。可用于第一产程和第二产程，尤其适用于第一产程，当疼痛开始发作时即可应用。将预先配好的笑气和氧气的混合气加压装入钢筒内，钢筒上装有活瓣，随产妇呼吸而启闭，由产妇自行将面罩紧扣在口鼻部，宫缩前20~30秒，经面罩深呼吸几次，当疼痛消失时去掉面罩。

优点：顺产用的笑气中一半是氧化亚氮，一半是氧气，既稀释了麻醉气又提高了产妇血液中的含氧量，对即将出世的宝宝有益。吸入混合笑气后，数十秒即可产生镇痛作用，停止数分钟后作用消失，起效快，失效也快。在助产人员的指导下，易于掌握，吸入过程中妈妈能保持清醒状态，配合完成分娩，达到较好的镇痛效果。这种气体有甜味，对呼吸道无刺激，不会抑制胎宝宝呼吸和循环功能，不会增加产后出血量。

缺点：

☹ 笑气有30~40秒的潜伏期，而宫缩又先于产痛出现，故必须抢先在宫缩出现之前30秒开始吸入，在实际应用中，产妇通常在感觉到疼痛时才开始吸入笑气，阵痛和药物起效有一个时间差，致使镇痛效果大打折扣甚至感觉没有效果，并且产妇对笑气的敏感性和耐受力有个体差异，临床上，部分产妇可能有镇痛不全的情况出现。

☹ 若吸入药量过大，产生全麻

使用小贴士

1. 操作时，产妇要手压面罩，只有压紧深吸气，通气自动活瓣才会打开，才能吸入笑气，如果没有压紧，产妇吸入的就是空气，自然就无镇痛效果。

2. 少数孕妇吸笑气后会产生头晕、嗜睡、恶心呕吐等症状，可能影响宫口全开后的用力，但程度都较轻，停止吸入笑气后很快会改善，所以在宫口近乎全开时助产士会建议停止吸入笑气，以利于产妇用力。

效果，有误吸的可能性，需要产房助产士监护产妇和胎儿的生命体征，保证母婴安全。

☹ 笑气为吸入性气体，可造成室内空气污染。

适用人群：适于对疼痛有一定的耐受性，且对分娩疼痛有一定认识，可以掌握笑气正确使用方法，依从性好，只是想适当减轻一些分娩疼痛的孕妇。

肌注镇痛药物

1. 杜冷丁

化学合成类抑制中枢神经的止痛药，具有较强的镇静和止痛作用，能使子宫颈肌肉松弛，适用于第一产程，用量50~100毫克，肌肉注射，10~20分钟后出现镇痛作用，2小时后消退。有的产妇出现头晕、恶心、呕吐、烦躁不安等副反应，用药不宜超过两次。最后一次应在估计分娩前4小时用药，以免发生新生儿呼吸抑制或窒息。约50%产妇可获止痛效果。

优点：在产妇出现疲劳，而且没有进入活跃期的时候可以在产妇的臀部注射杜冷丁。打针后，腹痛减轻，产妇短时间休息后恢复体力，通过镇痛，加强大脑皮质对自主神经中枢的作用，有利于加强宫缩强度和频率，调整不协调宫缩，松弛宫颈，促进产程。

缺点：当杜冷丁用于产科时，主要的不良反应是新生儿的呼吸抑制。在分娩第一阶段给予50毫克杜冷丁，能缓解疼痛而不会引起任何严重的不良反应。如肌注100毫克时，可使部分新生儿出现明显的呼吸抑制。若母体给予杜冷丁后1小时以上4小时以内胎儿娩出，新生儿最易出现呼吸抑制，这种迟发性作用显然是杜冷丁的代谢产物（如去甲杜冷丁）对胎儿呼吸中枢的影响所致。

使用小贴士

在产程中掌握好使用的时间非常重要。用药过早，镇痛效果不理想，用药过晚，又可能会出现新生儿呼吸抑制的问题，需要有经验的产科医生根据产程中的具体情况而作出正确的决定。而且在产房，打杜冷丁也有严格的指征，并不是产妇疼痛就可以打，而是在产科医师判断是因为疼痛引起了产程停滞，需要调整不协调宫缩的时候，才会考虑使用杜冷丁。

2. 曲马多

曲马多是一种新型强效中枢性镇痛药，其化学结构与可待因和吗啡相似，作用于中枢神经系统与疼痛相关的特异性受体，产生镇痛作用，第一产程的潜伏期和活跃期均可使用。用量 50~100 毫克，肌肉注射，血浆药物浓度 45 分钟后达到峰值发挥镇痛作用，镇痛作用时间可维持 3~6 小时。有研究证实该药虽能通过胎盘屏障，但胎肾、肝、脑组织中浓度甚低，药物对胎儿及新生儿均无不良影响，对胎儿是安全的。泌乳妇女约有 0.1% 的剂量进入乳汁，此剂量对婴儿产生影响的可能性很小。约 80% 的产妇可获止痛效果。

优点：

☺ 曲马多是非吗啡类中枢镇痛药，镇痛效果与杜冷丁相当，很多准妈妈在打杜冷丁的时候一听是吗啡类药物总是心存顾虑，曲马多是非吗啡类药物，依赖性和成瘾性都很小，低的阿片受体亲和力降低了药物滥用的可能，减少产妇和家属的顾虑。

☺ 曲马多对产妇、胎儿及新生儿呼吸及循环系统无不良影响，对于延长产程不明显，尤其是对宝宝，不用担心宝宝在出生后有呼吸抑制的情况。

缺点：曲马多有出汗、眩晕、恶心、呕吐、口干、疲劳等副作用，尤其是之前有晕车或者经常恶心呕吐情况的产妇，在使用曲马多后可能出现恶心、呕吐。

适用人群：可用于各个产程疼痛的产妇。

✸ 自控镇痛

患者自控镇痛（PCA）是 20 世纪 70 年代 Sechzer 提出的一种全新的治疗方法，即在患者身上连接计算机控制的微量泵，当感觉疼痛时自己通过按压微量泵上特定的按钮，主动向体内注射既定剂量的药物，患者可以根据自己疼痛的程度适当地给予止疼药物，治疗更加个性化，可减轻患者心理负担。此种用药原则在疼痛药理、疼痛生理等方面均有一定优越性，是一种超前的镇痛机制。常用的 PCA 包括两种：一种是从输液的静脉通路给药，称为静脉自控镇痛（PCIA）；一种是从一根置入硬膜外腔隙内的导管给药，称为硬膜外自控镇痛（PCEA）。

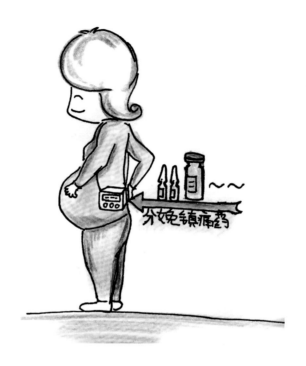

静脉用镇痛药物

分娩疼痛主要是由于子宫收缩，宫口扩张及子宫周围的组织受到牵拉而产生，在分娩过程中给予镇痛的同时可以减轻准妈妈的痛苦，缩短产程，维持分娩过程中产妇生命体征的平稳。理想的分娩镇痛要求是：

🏵 对母婴影响小。

🏵 易于给药，起效快，作用可靠，能满足分娩的镇痛需要。

🏵 不阻滞运动神经，不影响宫缩，产妇仍能活动自如。

🏵 产妇清醒，能主动配合分娩全过程。

静脉镇痛应用于分娩起效快，效果满意，不增加产后出血量，不影响血流动力学，孕妇可以自由行走，而且可以根据宫缩情况自行控制用药量，使产妇在分娩过程中安全、舒适无痛苦。但静脉镇痛尚在研究中，也有它的不良反应和局限性，使用的过程中应有专人负责，密切监测产妇分娩镇痛过程中的生命体征及宫缩情况，宫口开大情况。

1. 瑞芬太尼

瑞芬太尼是新型的 μ 阿片受体激动剂，是第一个真正意义上的超短效阿片类药物，已广泛用于全身麻醉和短小的无痛手术，因没有运动阻滞的顾虑，可于产程进展的任一阶段进行，对产力、第二产程分娩无影响。瑞芬太尼静脉给药后快速起效，单次注射后峰效应时间为 60~80 秒，作用持续时间 5~10 分钟，消除半衰期为 6 分钟，终末半衰期为 10~20 分钟，代谢不受血浆胆碱酯酶及抗胆碱酯酶药物的影响，不受肝、肾功能及年龄、体重、性别的影响，主要通过血浆和组织中非特异性酯酶水解代谢，长时间输注给药或反复注射用药其代谢速度无变化，体内无蓄积。

准妈妈在规律宫缩发动后可以连接 PCIA 泵，每次感到宫缩来临的时候按压 PCIA 泵的自控按钮，通过静脉通路给药，1 分钟达到有效浓度，有资料显示，将瑞芬太尼配制为 50 微克 / 毫升的浓度，设定背景持续输注 0.05 微克 / 千克·分钟，单次按压按钮给药剂量为 25 微克，锁定 2 分钟内反复按压无效；或者无背景持续输注，只单次按压给药 35~75 微克，锁定时间 2 分钟，能提供较好的分娩镇痛。根据临床经验，在规律宫缩出现时，开始使用，用药后 5 分钟内，产妇的疼痛评分下降 5~7 分，达到镇痛标准，不影响新生儿 Apgar 评分。

优点：

☺瑞芬太尼起效快，分布容积小，可快速再分布及清除，不受血浆胆碱酯酶功能不良的影响，不受肝肾功能的影响，肝肾功能不全又想接受分娩镇痛的产妇可以考虑使用瑞芬太尼。

☺静脉给药先通过血脑屏障进入中枢神经系统，再经脑脊液循环抵达脊髓，相对硬膜外给药作用弱，产生尿潴留少。PCIA 较 PCEA 便于管理观察，也较方便，静脉穿刺针脱出，重新穿刺损伤小，患者较易接受，感染机会相对要少，无导管折断的可能。

☺与椎管内分娩镇痛比较，没有运动阻滞、神经损伤的顾虑，对于那些有镇痛要求但存在椎管内麻醉禁忌如腰椎间盘突出症、重度血小板减少等，或产科医生顾忌对第二产程影响明显，如产程进展迅速或第一产程晚期的病人可提供有效的帮助。

缺点：瑞芬太尼的副作用同其他阿片类药物一样，包括呼吸抑制、低血压、恶心、呕吐、肌肉强直、瘙痒等。

☹ 呼吸抑制程度与剂量相关，程度与阿芬太尼相似，但停药后恢复较快。轻度呼吸抑制在减少用量或停药后 3 分钟内完全恢复，深度呼吸抑制，停药后 10 分钟内自主呼吸即有一定恢复，必要时可用纳络酮拮抗。

☹ 肌肉强直的发生与剂量和注药速度相关，较芬太尼常见。在给药时，应控制给药速度，在 30~60 秒内给予负荷量可以减少肌肉强直的发生。

☹ 血流动力学影响为剂量依赖型，当剂量小于 2 微克 / 千克时对准妈妈的心率血压影响较小，当剂量大于 10 微克 / 千克时血压下降 10%~40%，心率轻微减慢。

☹ 静脉镇痛首先需要建立静脉通路，用来保证药物可以及时进入妈妈体内发挥作用，并且需要连接监护仪，监测妈妈和宝宝的生命体征，在一些没有家属陪伴的产房，会给妈妈的行动带来很大的不便。

适用人群：对分娩镇痛有强烈需求，存在椎管内穿刺禁忌的产妇，肝肾功能不全的产妇。

硬膜外用镇痛药物

近几年来在分娩镇痛的各种方法中，全身使用麻醉性镇痛药已逐渐减少，较为流行的是连续硬膜外镇痛 (CIEA) 及患者自控硬膜外镇痛 (PCEA)，且专家们多主张联合用药，以减少各种药物用量，降低母体、胎儿及新生儿的副反应。所谓硬膜外镇痛，就是老一辈人说的"龙骨针"，将小剂量的局麻药和止疼药注入椎管内的硬膜外间隙，阻断疼痛部位的痛觉信号传入大脑，从而减轻疼痛。它镇痛效果确切，起效快，可以很好地缓解准妈妈的疼痛，减少准妈妈因剧烈疼痛和恐惧大声喊叫和过度通气，避免妈妈和宝宝缺氧。同时，准妈妈意识清醒，可以进食和下地活动，能够主动地参与分娩过程，更有利于产程的进展。

硬膜外阻滞是临床手术中常用的麻醉方法，用于分娩镇痛可谓"老法新用"。硬膜外镇痛的穿刺时机大多选在宫口开大到 3~4 厘米、活跃期的早期进行。

准妈妈应该如何配合麻醉医师？

首先，需在床边取侧卧位，将双腿屈曲，尽量贴向肚子，下颌紧贴前胸，双手抱住膝关节，做"虾米状"；在此姿势的基础上使自己尽量舒适保持不动，在穿刺的过程中如出现背部的轻微疼痛和酸胀，可与麻醉医师交流自己的感受，但尽量不要移动身体；麻醉医师会将一根微导管置入硬膜外间隙，注入药物几分钟后，准妈妈便会感到局部的温热和麻木，是药物起作用了，疼痛在几分钟后将会缓解。

注药后医师一般会在床旁观察 30 分钟，主要观察镇痛效果和有无出现不良反应，每隔 5~15 分钟测一次血压、脉搏、呼吸及胎心，之后每半小时使用胎心监护仪监测宝宝胎心，保证准妈妈和宝宝的安全。

用于硬膜外镇痛的药物有两大类，一是局麻药，作用于神经末梢或神经干周围，阻断传导疼痛刺激的神经冲动产生和传导，使局部痛觉暂时消失，具有同时阻滞运动和交感神经的作用；二是阿片类药物，可减少外周伤害性刺激传入神经中枢而产生镇痛作用，无运动或交感神经阻滞作用。临床上多推荐联合应用局麻药和阿片类药物，两种药物联合使用的优点在于：

☺ 减少两种药物各自的应用剂量，动物试验显示，椎管内联合应用局麻药和阿片类药物可以产生明显的协同作用，即使将极低浓度的药物联合应用也会大大提高镇痛效果。

☺ 维持或增强镇痛程度。

☺ 减少单用大剂量阿片类药物和局麻药不良反应发生率。然而，临床上阿片类药物与局麻药的配比剂量范围各个医院都有自己不同的方法，理想的配方还需进一步研究。

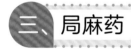

三、局麻药

1. 利多卡因

为酰胺类中效局麻药，具有起效快、弥散广、穿透性强等特点。硬膜外阻滞常用 1%~2% 溶液，起效时间 8~12 分钟，作用时效达 90~120 分钟，成人一次最大用量为 400 毫克。用于分娩镇痛的利多卡因的质量分数和剂量都会相应减低，治疗剂量对子宫血流量无显著影响。

2. 布比卡因

为酰胺类长效局麻药，其镇痛作用时间比利多卡因长 2~3 倍。硬膜外阻滞常用浓度为 0.5%~0.75% 溶液，起效时间为 16~18 分钟，时效可达 400 分钟，成人安全剂量 150 毫克，极量为 225 毫克。若作为分娩镇痛，宜用浓度较低的 0.125%~0.25% 溶液，胎儿 / 母血的质量分数比率为 0.30~0.44，故产妇应用较为安全，对新生儿无明显抑制。逾量或误入血管内，则先引起心脏毒性反应，如室性心律失常或室颤，而中枢神经系统毒性表现可非首发症状。因此而引起的室性心律失常不宜用利多卡因治疗，应选用溴苄铵。

3. 罗哌卡因

是新型的长效酰胺类局麻药，作用时间长。罗哌卡因具有高度的感觉运动神经阻滞分离特性，高浓度时 (0.75%~1.0%) 可同时阻滞感觉和运动神经，而低质量分数时 (0.2%~0.25%) 几乎只产生感觉神经阻滞，感觉运动分离明显，用于分娩镇痛可产生良好的镇痛效果而运动阻滞小，称为分娩中的"可行走的硬膜外镇痛"(ambulatory or walking epidural)。罗哌卡因心脏毒性小，对母婴均较安全，其对子宫、胎盘血流无明显影响，新生儿对罗哌卡因耐受良好。

4. 阿片类药物

舒芬太尼，为人工合成的阿片类药物，其特点为脂溶性高，与阿片受体的亲和力也较芬太尼强，因而起效更快、镇痛作用更强、持续时间也更长，用于蛛网膜下腔效果优于芬太尼。舒芬太尼硬膜外常与

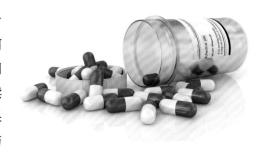

罗哌卡因或布比卡因等混合使用。由于舒芬太尼可能导致蓄积而引起母体新生儿抑制，因此使用总量应限制在 50 微克以内。硬膜外使用舒芬太尼也有阿片类药物相关的副作用，如瘙痒、尿潴留、恶心呕吐和呼吸抑制等，尽管全身用药后也可能出现瘙痒，但它更常出现在椎管内用药后，多发生在面部、颈部及上胸部。

适用人群：多数产妇都适合于硬膜外分娩镇痛，但是有阴道分娩禁忌证、麻醉禁忌证、凝血功能异常的准妈妈就不可以采用此方法。如有妊娠并发心脏病、药物过敏、腰部有外伤史的准妈妈应事先向医生咨询，由医生来决定是否可以进行无痛分娩。

Chapter
8

"可行走的"
硬膜外镇痛

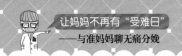
问题 一　什么是"可行走的"硬膜外镇痛？

在我们人体背部的椎管内有两个腔隙，分别是硬膜外腔和蛛网膜下腔，支配产痛的神经通路就聚集在此。将低浓度、小剂量的局麻药或阿片类药物注入硬膜外腔（用药量通常是剖宫产麻醉用量的十分之一）达到缓解疼痛的目的，且不影响运动功能，使产妇在给过镇痛药

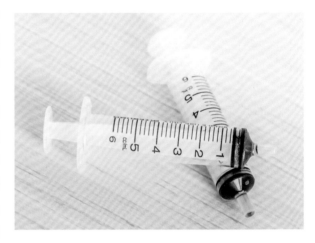

后仍然能在分娩过程中自由行走，这就称为"可行走的"硬膜外镇痛。

我们现在所说的"可行走的"镇痛不仅仅指硬膜外镇痛，还包括腰－硬联合镇痛和连续腰麻镇痛，在医学上统称为椎管内镇痛。这些技术已经相当成熟，都可以做到迅速缓解产痛且可以行走。在首都医科大学附属北京妇产医院，大部分的分娩镇痛都是选择腰－硬联合镇痛。当然，这些都是根据产妇的宫缩情况、产程进展、疼痛评分和产妇身体状况来进行全面评估后，由接受过专业培训的经验丰富的麻醉医生来操作完成。这种分娩镇痛的方法能在较短时间内起效，可以让您立刻从"地狱"回到"天堂"，在不影响产力的前提下达到满意的镇痛效果。

其实早在 20 世纪 80 年代，经硬膜外腔注入小剂量的局麻药和阿片类药物的混合液，已经可以使 90% 的产妇在镇痛的产程中自由行走了。随着医疗技术的提高和新型药品的出现，使得"可行走的"硬膜外镇痛得到越来越广泛的关注且日臻完善。

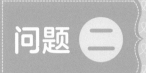

问题 二　"可行走的" 硬膜外镇痛有什么优势与局限性?

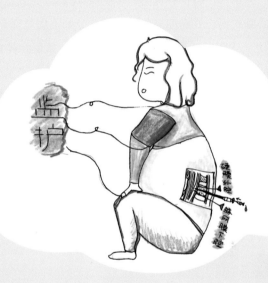

在分娩过程中，剧烈的产痛使产妇大口呼吸，过度通气形成呼吸性碱中毒，宫缩间歇时刺激消失加上低碳酸血症，又使产妇呼吸暂停，导致低氧血症，严重时会影响胎儿。产痛刺激血管收缩，产妇血压升高，子宫供血量减少，也导致胎儿缺氧。大多数的产妇也因为剧烈的产痛而采取卧床这种姿势，产程短的数小时，长的则达几十个小时，长时间的卧床不仅增加产妇腰部的不适，更增加了产妇的心理焦虑，不利于产程进展。

优势

☺ 最重要的一点是能够使产程变得轻松无痛，不再有撕心裂肺的喊叫。

☺ 分娩过程中保持头脑清醒，自主地参与到整个产程中。

☺ 随意变换姿势，自由行走，减少产程中的不适感。

☺ 不影响进食水，为第二产程保存体力。

☺ 如果产妇患有心肺疾病、妊娠期高血压疾病，分娩镇痛对安全分娩更有帮助。

☺ 当需要会阴侧切术或阴道撕裂修补术时，可以通过预留在体内的硬膜外导管给予局麻药，使镇痛延迟至产后数小时。

☺ 在分娩过程中如遇到紧急情况需要剖宫产手术时，也可将硬膜外导管用于手术麻醉，方便快捷，为母婴的安全争取了时间。

国外的研究显示，可行走的产妇在整个产程中使用局麻药和缩宫素的用量均比卧床的产妇少，产程也有明显的缩短。现如今，产妇自控镇痛泵的使用，可以根据疼痛的程度自主地控制用药量，实现了个体化服务，使每一位产妇真正参与到分娩镇痛中，增加了产妇的自我控制感、安全感和满意度。

局限性

😞 虽然硬膜外镇痛对大部分产妇而言都是满意的，但有时并不是百分之百有效的，有10%~15%用硬膜外镇痛的产妇镇痛不完全或部分镇痛，这需要调整用药量或者重新穿刺置管来纠正。

😞 在应用硬膜外镇痛后产妇可能会排尿困难，必要时需要给产妇导尿。

😞 使用小剂量的局麻药或阿片类药进行分娩镇痛，能够最小程度的影响产妇的运动功能，

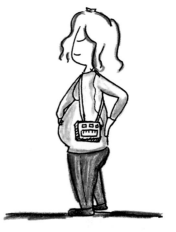

但在镇痛初期，有些产妇可能仍会因为下肢感觉的不敏感而出现行走无力，需要人搀扶，所以为了保证安全，产妇行走时应有人陪伴。

虽然分娩镇痛会有这样或那样的局限，但它的优势仍处于主导地位。它就像是您在痛苦挣扎中出现的一根救命稻草，让您重新找回战胜痛苦的信心。

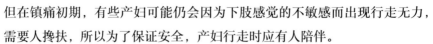

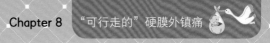

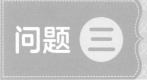

"可行走的" 硬膜外镇痛的适应证和禁忌证有哪些?

并不是所有产妇都适合应用硬膜外镇痛,同其他椎管内分娩镇痛方法一样有其适应证和禁忌证。

适应证

①产科方面:产科医生评估可以经阴道分娩的产妇。

②麻醉方面:无椎管内阻滞的禁忌证,如穿刺部位感染、凝血功能异常、脊柱严重畸形等。

③产妇自愿接受并签署知情同意书。

禁忌证

①产科方面:如有头盆不称、骨盆异常、胎儿窘迫、胎盘早剥、前置胎盘等。

②麻醉方面

❀ 中枢神经系统疾病(脑脊髓膜炎、脊髓灰质炎、颅内压增高、严重头痛、隐形脊柱裂、腰间盘突出、椎管狭窄病史、脊柱外伤病史等)

❀ 心肺功能异常(急性心衰、冠心病发作等)

❀ 全身化脓性感染

❀ 穿刺部位或邻近组织炎症

❀ 椎管内肿物

❀ 凝血功能异常、败血症或全身肝素化患者

❀ 休克患者

❀ 局麻药过敏史

❀ 精神疾病(癔病、情绪异常紧张不配合等)

❀ 产妇主观拒绝硬膜外镇痛

如果您正好有禁忌证中的一项或几项,又正在经历产痛的折磨,不用担心,

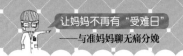

还有其他很多方法可以帮助您减轻痛苦。不管用何种方法，树立信心是成功分娩的重要因素之一。

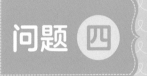

问题 四 什么时候申请分娩镇痛？怎样申请呢？

一旦进入产程，子宫有规律地收缩，产妇分分钟都在承受产痛的折磨，那么什么时候为产妇做分娩镇痛才最好呢？医生们的意见往往不同，不同的医院和医生对开始给予分娩镇痛的时间都有自己的规定和常规做法。

过去的观点认为，过早的使用分娩镇痛可能会导致产钳助产和剖宫产的机率增加，所以一些医生会要求在产妇宫颈扩张到3厘米以后再给予镇痛。有些产妇也会对产程早期即用分娩镇痛有顾虑，恐怕影响产程进展及胎儿安全，现在已经有研究证实这种顾虑是多余的。产妇通常在第一产程尤其是活跃期时疼痛最剧烈，所以现在国内外分娩镇痛的干预时机大多在第一产程——子宫开始出现规律宫缩，并主动申请分娩镇痛时即可实施。

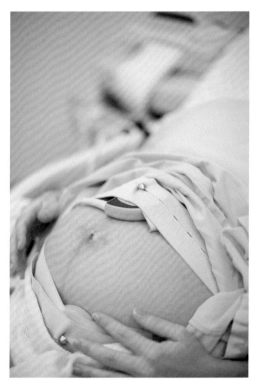

在北京妇产医院，产妇从进入产房的那一刻，一旦决定选择分娩镇痛，就可以向产科医生或者助产士提出申请，经过初步检查确认后即可尽早通知麻醉医生访视产妇，安排最佳时间进行分娩镇痛。虽然麻醉医生可能正在忙于其他医疗活动，但他会在最短的时间内出现在您面前，并为您制定满意的个体化的镇痛方案。因此，申请越早提出越好，千万不要等到已经无法忍受痛苦时才提出。

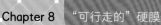

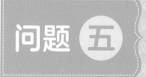

硬膜外阻滞分娩镇痛有哪些并发症?

　　硬膜外分娩镇痛总体来说是安全有效的。个别产妇产后可出现一过性的神经功能障碍,但其多为产科相关的产后神经损伤并发症。

🏵 经硬膜外或蛛网膜下腔给药都可能出现瘙痒的副作用,随着药效的消失或通过静注药物来消除这些症状。

🏵 可能发生尿潴留,必要时留置尿管来解决。

🏵 低血压是极少见的不良反应,可以通过用药或改变体位(左侧卧位,右臀垫高)使血压恢复正常。

🏵 有些硬膜外镇痛后的产妇会出现发热,这种发热不是因为感染。

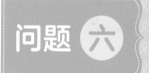

分娩镇痛前都需要准备什么?

　　当您的产程启动,子宫开始有规律地宫缩,并主动申请分娩镇痛后,麻醉医生、产科医生和助产士对您的情况全面评估,如果没有禁忌证,在签署知情同意书后就可以实施分娩镇痛了。

✿ 医护人员的准备

🏵 检查仪器设备在正常工作状态,如充足的氧气、畅通的导管、适合的面罩以及负压吸引器和气管插管等复苏设备。备全抢救药,检查在有效期内。

🏵 调整床的位置并保持良好的照明设施。

🏵 准备麻醉穿刺包、消毒液、局麻药、PCEA 泵等。

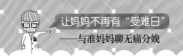

❀ 调试产妇的心电监护仪、无创血压监测和胎儿的胎心监护仪在正常工作状态并持续监测。

❀ 给产妇开放一条静脉输液通道,一般为16~18 G的留置针,妥善固定于手臂。因为在硬膜外腔注入局麻药后可能会因为血管扩张而引起短暂的低血压,在镇痛前预留静脉通道,并滴注林格液或生理盐水可以预防性扩容而减少低血压的发生。

产妇的准备

❀ 您的精神要放松,您要相信经验丰富并受过良好专业教育和训练的麻醉医生、产科医生和助产士有能力为您保驾护航。

❀ 镇痛前尽量排空膀胱,因为镇痛后暂时需要您保持在半卧位状态并要进一步的监护。

❀ 您可以适量喝一些清汤或者饮料,以此来补充您的体力,避免因为脱水而使血压波动。

❀ 少量地吃一些容易消化的食物。因为产妇的胃排空很慢,如果您吃了蛋白质和脂肪含量高的难消化的食物,又吃得很饱,就很容易发生呕吐。呕吐物如果反流到气道里,会造成很严重的后果,如窒息、吸入性肺炎等。

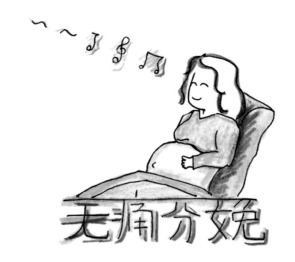

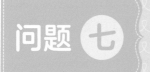

硬膜外镇痛是怎样操作的?

硬膜外镇痛是由麻醉医生来完成的。由于在整个操作过程中,您将采取侧卧位并背对着医生,操作过程无法看见,这也增加了您对分娩镇痛的恐惧感。为了能使更多的产妇了解并且接受这种镇痛方式,就让我们来告诉您整个操作是怎样的过程。

- ❀ 首先要给您静脉输液,主要是补充体液防止低血压,也可以通过静脉留置针给予抗酸剂和止吐药来降低您的胃酸,抑制恶心呕吐的发生。
- ❀ 麻醉医生会触诊您的背部骨性标志,以此来确定穿刺点并做标记。
- ❀ 用消毒剂在您的背部进行消毒,这时您会感觉凉凉的。消毒一般需要三遍以上。
- ❀ 在您的背部铺上无菌洞单。这时请您不要乱动以免污染无菌区。
- ❀ 一根细针在选择的穿刺点皮肤打上局麻药,您会感觉被刺了一下,这种疼比在您手臂上开通静脉留置套管针的疼痛轻,不会更疼。
- ❀ 硬膜外穿刺针会逐层穿透您的皮肤、皮下组织、棘上韧带、棘间韧带和黄韧带最后到达硬膜外腔。在穿刺过程中有可能会遇到阻力而调整进针方向。因为已经打过局麻,所以在硬膜外针穿刺时您不会感觉到疼痛,而是一种压迫和酸胀感。

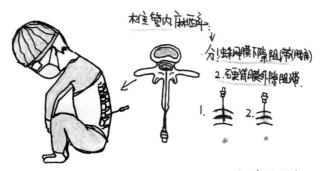

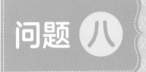

❀ 硬膜外针是一根空心针，在针的前端进入硬膜外腔后，通过针的引导，麻醉医生会将一根纤细柔软的导管置入硬膜外腔。这根导管用于给药和连接自控镇痛泵。

❀ 拔出硬膜外针，导管留在背部，用胶带固定好导管以免脱出。

整个操作过程大概在 10 分钟左右，您需要在这个非常时期"稳如泰山"。尽管听起来这个过程很痛苦，但实际上，大部分产妇发现硬膜外穿刺痛比她们想象的要轻松许多，她们也愿意以这种短时间的不适换取随之而来的长时间的镇痛效果——"长痛不如短痛"。

问题 八 在分娩镇痛过程中，产妇应该如何配合医生呢？

在整个分娩镇痛过程中，除了麻醉医生、产科医生和助产士的参与，最重要的主角就是您——伟大的准妈妈，您要消除对产痛的恐惧和紧张，您的配合是成功完成分娩镇痛的前提。

步骤一：实施硬膜外穿刺前，您需要摆好体位。取侧卧位（有时可能会坐位），身体背部尽量靠近床沿，并要保持与地面垂直。头部向前下倾，下颌贴近前胸。双手抱住膝盖，屈髋屈膝，使大腿尽量贴近肚子。麻醉医生为了使产妇更容易理解，常常形容这个姿势时说"像一只煮熟的大虾"或者是蜷缩成字母"C"状，目的是将背部的脊椎伸展开有利于麻醉医生进行穿刺。当体位摆好后，您要在接下来的时间里保持不动。您可能会担心长时间的静止不动无法配合，特别是在有宫缩腹痛难忍的时候，请放心，医生和护士早就意识到这个问题，他们会面向你，并扶持其颈部及膝部，帮助您维持穿刺体位。

步骤二：穿刺过程中，麻醉医生在您的背部进行消毒、铺巾、打局麻和穿刺，您会有酸胀感，并有推顶的感觉，整个过程您一定不能随意活动，以免针尖误伤您。如果有任何的不适和要求，可以大声告诉医生，但切忌移动身体。操作成功后，硬膜外导管将用长胶带固定在您的背部，这根导管是向您体内输注镇痛药的通道，

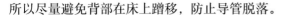

所以尽量避免背部在床上蹭移，防止导管脱落。

步骤三：导管的另一端连接到一个自控镇痛泵，这个泵会定时定量地给您输注镇痛药。麻醉医生可能会要求您在 0~10 分的范围内来评估您的疼痛（VAS 视觉模糊评分），0 分即无痛，10 分即您所能忍受的最大程度的疼痛，这个评分会给麻醉医生提供一个药物是否起效的指标，并且估计药量是否能足够减轻您的疼痛。自控镇痛泵装置上会有一个您可以"自控"的按钮，您可以根据自己的疼痛感觉调整用量，您尽可放心，这一切均在麻醉医生的掌控之内。一旦您和麻醉医生都认为药物起效了，您也感觉舒适了，全部操作就宣告完成。

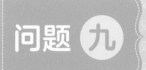

分娩镇痛前后，母婴需要做哪些监测？

问题九

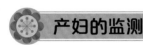

产妇的监测

在实施分娩镇痛前后，助产士会帮您连接监护仪，持续监测您的血压和脉搏。因为在给完镇痛药后，理论上可能会发生低血压，初期每 3~5 分钟测量一次，待生命体征平稳后，可适当延长间隔时间。如果出现低血压的症状，应立即用枕头等物品将您的右臀部垫高，减少怀孕后右旋子宫对下腔静脉的压迫。

宫缩记录仪会记录分娩镇痛后宫缩的强度和频率，让助产士能随时掌握您的分娩进展，特别是在应用分娩镇痛后，宫缩的改变可能会影响自控镇痛泵的药物设置。

胎儿的监测

电子胎心监测仪是监测胎儿心率的装置，它会时刻监测并在超出安全范围时报警。

监测血压的袖带绑在您的手臂，监测宫缩和胎心的记录仪将像腰带一样绑在您的腹部，在进行监护的过程中可能会限制您的活动。

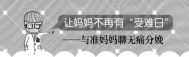

让妈妈不再有"受难日"
——与准妈妈聊无痛分娩

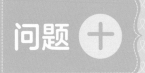

问题 ➕ 分娩镇痛可以用于整个产程吗？

分娩镇痛帮助饱受产痛折磨的准妈妈从"地狱"回到"天堂"，这种幸福的感觉会一直持续到分娩结束吗？

这也是准妈妈关心的问题。一旦您实施了分娩镇痛，就可以持续整个产程都在镇痛中完成。如果您在任何时候感觉到疼痛加剧，您可以通过 PCA 泵的按钮来适当增加药物剂量，或者告诉您的麻醉医生，他会调节您镇痛药物的剂量以达到满意的效果。一般情况下，硬膜外镇痛的导管会留置到小宝贝出生后，如果有侧切口，也可以从导管给些镇痛药来保证缝合伤口时无痛。当一切"OK"了，硬膜外导管就可以拔除了。导管的拔除是安全无痛的，医护人员在您后背揭开固定导管的胶布，轻轻地拔除导管就行了。随着时间的推移，数小时以后药物作用会逐渐消失。这时，如果您感觉有些酸胀或者轻微的疼痛，可以让护士或医生给您一些口服镇痛药物来缓解。

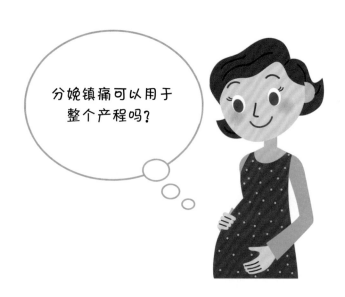

分娩镇痛可以用于整个产程吗？

Chapter

9

无痛分娩中准妈妈及家属的疑问

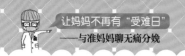

Q 无痛分娩对胎儿有影响吗？

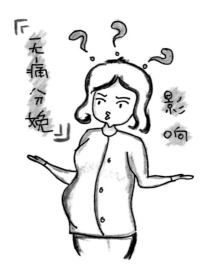

 国内外研究已经反复证实，产妇在分娩期间使用的硬膜外镇痛对所生的宝宝的 Apgar 评分是没有影响的。

这里的 Apgar 是肌张力（Activity）、脉搏（Pulse）、皱眉动作即对刺激的反应（Grimace）、外貌（肤色）（Appearance）、呼吸（Respiration）的英文首字母的缩写。评分时最常用新生儿总体健康水平评估方法，在孩子出生后，根据皮肤颜色、心搏速率、呼吸、肌张力及运动、反射五项体征进行评分。满 10 分者为正常新生儿，评分 7 分以下的新生儿考虑患有轻度窒息，评分在 4 分以下考虑患有重度窒息。大部分新生儿的评分多在 7~10 分之间。一般新生儿出生后，分别做 1 分钟、5 分钟及 10 分钟的 Apgar 评分。医生会根据孩子的评分予以相应的处理。

硬膜外镇痛的药物配方一般包括小剂量的局麻药和少量阿片类镇痛药，经过高度稀释后配制而成，这些药物会泵入硬膜外腔作用于神经根和脊髓产生镇痛作用，只有很少量药物被吸收入血，进入胎儿体内的药物就更是微乎其微了，影响也就更小了。

这里要补充一下，麻醉医生进行无痛分娩操作后的半小时内可能会有胎心的变异情况发生，但这是一过性的，很快就能恢复。

Q 无痛分娩会影响哺乳吗？

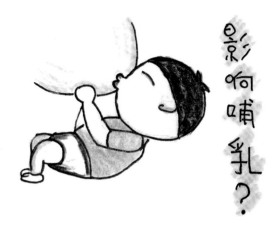

A 很多研究对无痛分娩的产妇乳汁进行局麻药和阿片类镇痛药的含量进行测定，发现其含量非常低，即使长时间使用无痛分娩结果亦然。

其实，无痛分娩的硬膜外镇痛可以使产妇的会阴裂伤（侧切、裂伤、擦伤等都要进行缝合）缝合痛显著减轻，从而使产妇安心的享受宝宝吸吮乳头的刺激泌乳，增加哺乳喂养的成功率。

Q 无痛分娩会影响产程吗？

A 产程，是指产妇生产分娩婴儿的全过程。分娩能否顺利完成，取决于产力、产道、胎儿这三个基本要素。

第一产程为从开始出现规律宫缩直至宫口开全（10 厘米），初产妇约需 11~12 小时，经产妇约需 6~8 小时。第一产程可分为两个阶段：潜伏期和活跃期。

①潜伏期：宫缩逐渐加强，宫颈管消失至宫口开大到 3 厘米。该期间持续时间不定，一般需要 8~16 小时。如果产妇的第一产程超过 20 小时，则被认为是异常。

②活跃期：宫口开 3 厘米至开全，先露部进入中骨盆。（注：首都医科大学附属北京妇产医院已经使用新产程图，即宫口 6 厘米作为进入活跃期的标志，潜伏期延长（初产妇 >20 小时，经产妇 >14 小时）不作为剖宫产指征。）

第二产程从宫口开全到胎儿娩出。产妇平均约持续 2 小时，此时，产妇会感觉宫缩痛减轻，但在宫缩时会有不由自主的排便感，这是胎头压迫直肠引起的。很多产妇不会用力，原因可能包括助产士的引导不明确，产妇无法理解动作要领。首都医科大学附属北京妇产医院开设了分娩体验，让产妇预先了解分娩过程会有更大帮助。（注：新产程中第二产程延长，有无痛分娩者，超过 4 小时；无镇痛者，超过 3 小时诊断。）

第三产程从胎儿娩出到胎盘娩出。胎儿娩出后，在 1~2 次宫缩后胎盘开始剥离，出现少量出血。此时在医护人员的指导下用力屏气，协助胎盘娩出。通常在 30 分钟内胎盘会完整地娩出，如胎儿娩出后 45~60 分钟胎盘仍未娩出，则需徒手剥离。剥离后医生会检查胎盘是否完整，因为胎盘组织残留宫腔会引起产后出血，甚至感染。如胎盘不完整，需探查宫腔。待助产士给宝宝吸羊水、擦拭完毕后，就可以开始哺乳了，将宝宝放在怀里，促进与孩子的感情交流。缝合会阴伤口后，产妇和宝宝一起进入产后观察室。

第四产程即产后 2 小时，观察产妇出血，血压及一般情况约 2 小时后可以转到普通病房。

无痛分娩对产程的影响：国内外多个研究证明，无痛分娩对第一产程有显著的缩短作用。潜伏期实施无痛分娩不会延长产程。

产痛主要来源于子宫阵发性收缩，拉长或撕裂子宫肌纤维，子宫血管受压等刺激上传至大脑痛觉中枢，从而使产妇感到剧烈疼痛；胎儿通过产道时压迫产道，尤其是子宫下段、宫颈和阴道、会阴部造成损伤和牵拉，导致疼痛。最后，产妇紧张、焦虑、恐惧的心理会引起体内一系列神经内分泌反应，而使疼痛加剧。

无痛分娩可以大幅度减少产痛，减少产妇的儿茶酚胺等神经内分泌反应，放松产道肌肉；产妇在精神上得到充分地放松休息，从而使第一产程缩短。当然，麻醉科与产科经过研究后，无痛不是真正意义上的"无痛"而是"镇痛"，为了让产妇感受到宫缩，麻醉医生会把镇痛程度控制在轻度疼痛（假设产妇最痛为 10 分，0 为无痛，那么 3 分左右为轻度疼痛。5 分左右为中度疼痛），即 3 分的疼痛水平。

第二产程，为了让产妇能够感受到排便感，充分用力，此时的镇痛水平控制在 5 分疼痛水平（镇痛泵不关闭，但不要求产妇按压自控镇痛）。此时可以显著增加分娩舒适度，让产妇享受分娩的快乐。

第三产程，此时的疼痛来源于缝合会阴伤口。从擦伤到裂伤，或有侧切，约有 70% 的产妇会经历会阴缝合。医护人员会进行会阴的局部阻滞，但是其效果和时长有限，此时，无痛分娩的镇痛会非常显著的减轻缝合痛，效果满意，时效够长。

综上所述，无痛分娩对产程影响微乎其微，大家可以放心选择。

小故事 ✶

有 1 次产房呼叫无痛分娩，我到产房一看：宫口 2-2-3（4 小时查一次宫口），产妇已经被折磨得哭天喊地，要求"剖宫产"！但是，产科医生认为"可以继续试产，无手术指征"！我给她上了无痛后，她觉得"从地狱到天堂的感觉"，吃些东西，休息了一会儿（太疲惫了，躺下就睡着了！）。奇迹发生了，1 个小时后，她宫口开全了，最后顺利生了。我分析原因：无痛让她精神放松了，盆腔肌肉也有一定的放松作用，关键是得到了休息。

Q 无痛分娩会造成术后腰痛吗？

A 国内外研究和我们的临床观察发现，自娩的妈妈们有一定的几率出现产后腰痛的症状，但自娩妈妈们的腰痛和是否采用无痛分娩无直接关系。可能是自娩时，胎头压迫脊柱和长时间被动体位（被迫一个姿势持续很长时间）刺激引起的。还有，哺乳期妈妈们还要保持一个姿势抱着宝宝，也是引起腰痛的一个因素。

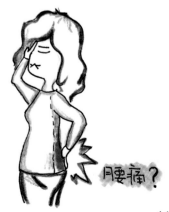

腰痛？

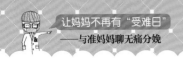

麻醉针刺腰椎间隙的损伤多会很快愈合，疼痛也是短暂的。

Q 无痛分娩和产时发热有关系吗？

A 从分娩镇痛开始，就有相关于无痛分娩和产时发热有关系的争论，现在也无法定论和解释。其实，引起产时发热的原因很多，宫内感染是主要因素。我们也发现无痛分娩后，妈妈们产时发热的比率增高了，目前各国都在探究其机制，原因不清。但是，发热在38℃内，血常规检测发现为非感染型发热，没有对妈妈和宝宝产生不良影响。如果体温超过38℃，产科医生就会考虑感染情况存在，会抽血查看血常规，依据结果进行进一步处理。

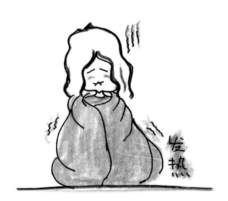

小故事 •

我经常去产房给所有的产妇无痛，并询问镇痛效果。有一次产科医生发现待产室有的产妇发烧了（>37.3℃）就疑惑地问"今天奇怪了，产妇怎么发烧了（不到38℃）！"，后来，我给她解释了原因，她就放心了。最后，那晚的产妇生的都很顺利。

Q 无痛分娩的申请流程?

A 一般无痛分娩在产房完成，申请流程如下：

进入产房的妈妈，先要进行宫口检测和30分钟的胎心宫缩等监测，护士会给你建立外周静脉通路，此时护士顺便会抽血化验血常规和凝血五项，待胎心监测正常，可以申请无痛分娩，麻醉医生来到产房，询问病史，查看化验正常后，产妇和家属签署无痛分娩知情同意书，签字后，把产妇送至麻醉操作间，准备椎管内麻醉用具，包括消毒液、穿刺针、硬膜外导管和电子泵等，为产妇摆好体位，消毒铺巾，局部麻醉后，进行腰 – 硬联合穿刺或硬膜外穿刺，腰麻给药（低浓度小剂量的局麻药或阿片类镇痛药），置入硬膜外管，连接电子泵，调节参数，产妇根据疼痛程度按压自控给药。分娩结束后，观察无误后拔出硬膜外管和电子泵，无痛分娩结束。

Q 剖宫产再孕试产（VBAC）能无痛吗?

A 可以！曾经不管何原因经历剖宫产的妈妈，现在想经阴道试产（VBAC）了，当然可以享受无痛分娩了。其实 VBAC 妈妈和产科医生最担心就是子宫破裂！子宫破裂的原因很多，其中，剖宫产再孕是其中之一；其发生率多少呢？所有产妇子宫破裂发生率是 0.03%，VBAC 的发生率是 0.3%！子宫破裂时，经典的症状是胎心突然下降，可能也会有腹痛和生命体征的改变等。产科医生担心无痛分娩会掩盖妈妈的腹痛表现，延误诊断。但是，后来的研究发现，子宫破裂妈妈的症状很不典型，不能以腹痛作为金标准，也就给无痛分娩正了名。美国妇产科学会（ACOG）认为 VBAC 妈妈可以享受无痛分娩，需要持续胎心监护，麻醉医生随时到场，当胎心基线突然下降，并伴有产妇生命体征改变时，诊断子宫破裂，即刻剖宫产手术分娩。目前产科界和麻醉界的共识是：VBAC 的前提是

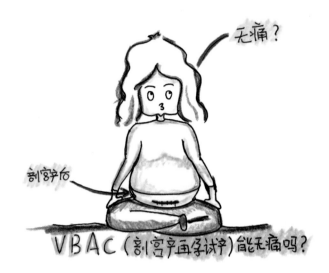

硬膜外无痛分娩，一旦有子宫破裂，立刻从硬膜外导管给予麻醉，行即刻剖宫产，保障母胎的安全。有了产科医生的持续性监护，又有麻醉医生的保护，VBAC 妈妈们怎么能不享受一把无痛分娩带来的幸福时刻呢！

小故事 ✛✛✛✛✛✛✛✛✛✛✛✛✛✛✛✛✛✛✛✛✛✛✛✛✛✛✛✛

　　早些时候，产房呼叫我下去会诊，是个"VBAC 产妇"，她想要无痛，产科医生和助产士都犹豫不决。我肯定了无痛分娩的方案。那个产妇无痛后，舒服极了，30 分钟就宫口开全，生得也特顺利。她的感受是"第一胎不该剖，应该无痛分娩！"。

Q ⊶⊷ 宫口开大了或开全了还能无痛吗？

A 　传统观念认为，无痛分娩会影响产妇用力，延长第二产程。但是，宫口开大甚至开全到宝宝娩出一般还要坚持几个小时，产妇很痛苦。产科医生怕产妇用力不好，麻醉医生可以应用阿片类药物进行镇痛，既可以镇痛，

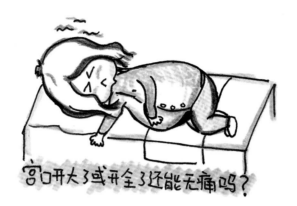

又不影响运动，这样就打破僵局了。所有，我们认为进入产程的产妇们只要要求无痛分娩，并且胎心监护和化验结果正常时，就可实施无痛分娩。

小故事 ✦ ✦ ✦ ✦ ✦ ✦ ✦ ✦ ✦ ✦ ✦ ✦ ✦ ✦ ✦ ✦ ✦ ✦ ✦

有一个产妇进产房后，要求无痛分娩，轮到她时已经宫口开全，产科医生不建议她无痛分娩了，但是，她依然要求。我同意了产妇的要求，但是，为了不影响紧接着的第二产程用力问题，我选择了阿片类镇痛药腰麻，效果很好。产妇生的过程中，用力很好，配合得也好，生得也顺利，最重要的是不咋痛！

Q 无痛分娩会增加插尿管率吗？

A 其实，盆腔内有很多器官和管道，其中膀胱和尿道会受到宝宝的小脑瓜压迫，部分产妇无法排尿，需要插尿管干预。椎管内麻醉深度强时，是需要插尿管的。但是，无痛分娩时，麻醉药物浓度和剂量都很小，对排尿的影响也很小。我院产科医生曾经调查过无痛分娩对插尿管率的情况，最后发现无痛分娩的有无对插尿管率没有显著影响，无统计学差异。所以，分娩镇痛不会增加插尿管率。

Q 椎间盘膨出或突出能上无痛吗？

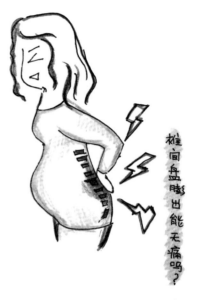

A 椎间盘膨出或突出会压迫脊髓或神经根引起腰痛、下肢麻木甚至无力的情况，因为无痛分娩时，麻醉医生在脊柱的腰段进行穿刺操作，脊柱里（椎管）的神经、脊髓、血管是看不见的，属于盲操作，但按照操作流程规范操作时，是很少损伤上述组织的。一般损伤神经的几率是很低的，出现严重并发症也是小概率事件。然而家属或产妇可能误认为椎间盘压迫症状是麻醉引起的，更有指鹿为马的医闹寻衅滋事，使得一些麻醉医生谨慎行事不敢进行无痛分娩。我想，沟通最重要！把麻醉可能发生的并发症和椎间盘突出引起的症状都和产妇及家属沟通清楚，签署知情同意书。绝大多数产妇及家属是深明事理的！所以，想无痛分娩的产妇不用太过担心。

Q 经产妇能上无痛吗？

A 可以的，有些妈妈第一次由于医院没有无痛分娩服务或种种原因没能接受无痛分娩，这次分娩可以享受无痛分娩。传统观念认为经产妇进入产程后多数很快进入活跃期和第二产程。但是，事实是经产妇第一产程可以长达 14 小时，第二产程 3 小时（新产程），还要经受很长时间的宫缩痛折磨，而且宫缩痛会更加猛烈！如果享受了无痛分娩会幸福很多，舒舒服服到宫口开全分娩。

小故事 ● ● ● ● ● ● ● ● ● ●

　　我曾经遇到一个经产妇，初产时生得很快，没觉得太痛苦，这次再孕未接受无痛分娩，结果最后她的痛苦叫声传遍产房每个角落，无比后悔，还好最后接受了无痛分娩，顺产美丽女儿！她的经典感受就是"人不能和科学斗争，要不会很惨！"

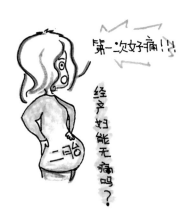

Q 什么时候是无痛分娩的最佳时机？

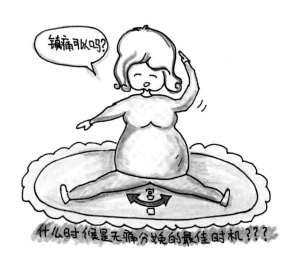

什么时候是无痛分娩的最佳时机？？？

A 　　传统观念认为宫口 >3 厘米，且宫缩强度和间歇都适合时才可以进行无痛分娩，潜伏期和宫口开大时不宜无痛分娩。这样苛刻的条件使得很多产妇无法接受无痛分娩，非常痛苦，导致大量产妇选择剖宫产终止妊娠，使得中国成为世界剖宫产率最高的国家。其实，无痛分娩率代表了一个国家医疗的先进性，无痛医疗是将来的发展方向。

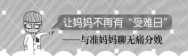
实际上，经过国内外大量研究证明潜伏期时无痛分娩不影响产程和结局；宫口开大时，只要药物使用得体，无痛分娩也不会对第二产程产生影响的；而且无痛分娩可以显著缩短第一产程。所以，我们认为进入产程的产妇们只要要求无痛分娩，并且胎心监护和化验结果正常时，就可实施无痛分娩。

小故事 ✦

刚开展无痛分娩时，麻醉科和产科经常为"分娩镇痛时机的问题"争论不休，后来有个助产士分娩，她一进产房就阵痛难忍，但是，她宫口才开1厘米，按照要求是不能无痛分娩的。当然出于照顾，产科医生还是同意给她无痛分娩了，效果很好，重要的是她生得很快，很顺利！久而久之，产科也逐渐接受了潜伏期无痛分娩。现在更是接受了"第一产程期间都可以无痛分娩"的理念！

Q 无痛分娩的机制是什么？

A 疼痛是动物的保护性反应，但身体某个部位受到伤害刺激时，支持此部分的神经就会把这个刺激传到大脑，然后大脑形成"不愉快感觉和情感体验——痛"的感觉，并下达命令"躲避"动作。如果把刺激传到大脑的通路关掉了，但是下达命令的通路不变（不会影响子宫收缩），这就是"阻滞"，也叫麻醉。

支持子宫阴道等生殖器官的神经来自于脊髓的胸10~骶4发出的神经根，在不同产程，疼痛来源也不同。第一产程中，疼痛刺激主要由子宫产生。宫缩可能导致子宫平滑肌缺血，导致一些物质释放（缓激酶、组胺和5-羟色胺）。另外，受到胎头不断下行，使子宫下段和宫颈伸展延长机械性刺激感受器，这些刺激通过神经（交感神经的感觉神经纤维）传入，进入脊髓胸10~胸12和腰1节段。随着第二产程的到来和会阴部的牵拉，经躯干传入神经纤维通过会阴神经传入脊髓骶2~骶4水平。

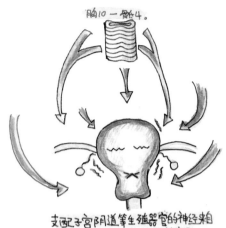

　　麻醉医生从产妇的腰椎间隙（腰椎 2~ 腰 3 或腰 3~ 腰 4 间隙）将针穿刺到椎管里（硬膜外腔），再从针里刺入一根更细的针到更深的腔隙（叫蛛网膜下腔），通过细针推注浓度非常稀，剂量很小的局麻药或阿片类镇痛药，这样就把相对较细的感觉神经纤维"麻醉"（阻滞）了，痛觉上传减少和无法上传，大脑就少量或无法感受疼痛刺激，产妇就觉得"无痛"了。运动神经比感觉神经粗壮很多，不能或很少被低浓度小剂量的麻醉药"麻醉"（阻滞），自然产妇的下肢运动就会不受影响了。所以，无痛分娩对产程的影响也就很少了。

Q　用了无痛分娩，还痛怎么办？

　　A　无痛分娩一般包括两部分：一次性给药很快减少宫缩痛和电子泵维持。电子泵的使用方法，麻醉医生会教会产妇。一般麻醉医生设置电子泵时，会设定维持量，低剂量泵注起到一定的镇痛作用，但是，由于个体差异，以及不同时期宫缩痛强度的差异，需要多加药才能达到满意的镇痛作用，这就是 PCA（患者自控镇痛）。产妇只需要按压"自控"按钮多加药，效果不佳，可以反复按压，如果效果还不如意，可以求助麻醉医生解决。

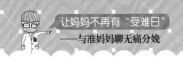

Q 顺转剖（自然分娩失败转剖宫产术）怎么办？

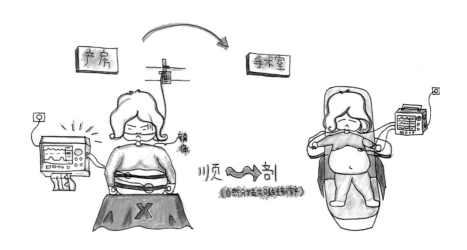

A 由于胎儿或产妇的问题可能在产房分娩的过程不顺利，或急性情况（比如胎心异常、产道出血原因不明、产妇突发异常等情况）时，会顺转剖。如果产妇接受过无痛分娩，麻醉医生会通过硬膜外导管给局麻药进行硬膜外麻醉。如果情况特别危急，麻醉医生会实施全身麻醉。如果未接受无痛分娩的产妇顺转剖，麻醉医生会根据情况实施麻醉方案，一般会选择腰 - 硬联合麻醉（操作流程和无痛分娩操作相同，但用药的种类和剂量会有很大不同）。

这里也提一下剖宫产术后镇痛的问题。在顺转剖或择期剖宫产术后，麻醉药物的作用消失后，产妇会有切口痛刺激，非常痛苦。麻醉医生会在剖宫产术前询问产妇和家属是否要求术后镇痛。如果要求，麻醉医生会在手术结束后，不拔除硬膜外导管，而是连接硬膜外镇痛泵，持续泵入镇痛药，帮助产妇进行术后 24 小时的持续镇痛。（提示：国内外公认硬膜外镇痛的效果是最好的！）

Q　无痛分娩为什么要开放静脉？

A　大家都知道，静脉给药起效是能够最快到达作用部位，产生有效药物浓度，达到治疗作用。产妇进入产房需要输注各种药物需要静脉通路，当产妇急性出血、突发子痫等特殊情况时，更需要静脉通路急性抢救。分娩镇痛时，可能会发生药物过敏、体位性低血压、呼吸抑制，需要静脉通路给药对症治疗。所以，产妇均需留有静脉通路，以备不时之需！

Q　无痛分娩的费用是怎样的？

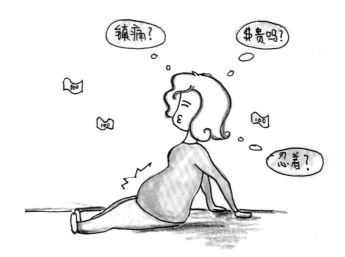

A　无痛分娩的费用包括：无痛分娩操作费、药剂费（局麻药、阿片类镇痛药和配药所需生理盐水）、麻醉穿刺包费、电子镇痛泵费和生命体征监护费等，一般在 1000 元左右。北京妇产医院麻醉科非常重视硬膜外导管的质量，使用了美国原装进口的钢丝导管，它对产妇的损失很小，好维护，固定牢。

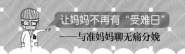

但总费用也只在 1200 元左右。

其实，我们也在努力降低费用，让产妇的负担减少。国产的硬膜外钢丝导管已经可以使用，质量很好，这样无痛分娩费用会降低到 1000 元以下的。

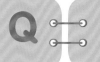 **无痛分娩的操作会损伤神经或造成截瘫吗？**

A 一般不会。脊柱里面有个管腔（叫作椎管），里面有脊髓、从脊髓分出的神经根以及脑脊液等。脊髓在成人时终结于第一腰椎水平，所以在第一腰椎以下的椎间隙扎针一般不会伤及脊髓。神经根从脊髓的前后角发出支持运动和感觉。无痛分娩时，需要从椎骨与椎骨之间（叫椎间隙）刺入，经过棘突（自己可以摸到后背突出不平的就是棘突在体表的体征）进入椎管内，这个操作过程虽然是按照操作常规进行的，但还是属于盲操作的过程。每个人是不同的，椎管内结构也不一样，穿刺针碰到神经根的几率其实很少见，绝大多数产妇没有影响。即使有神经损伤症状出现，比如一侧腿或小腿无力、下肢局部皮肤异感（针刺感、麻木感），一般很短时间内，

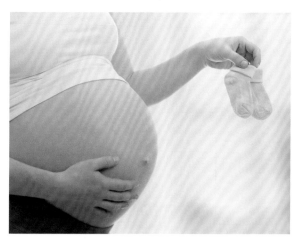

经过对症治疗、营养神经等措施，会很快恢复正常。

Q 镇痛泵用到什么时候就停掉？

A 中国特色的无痛分娩一般只做第一产程镇痛，第二产程会影响产妇用力要停掉。这种老观点就造成产妇第一产程有无痛分娩可以舒服些，只要宫口开大，产科医生就把镇痛泵停止，使产妇恢复疼痛，到分娩结束，产妇痛苦依然，甚至有些还要经受会阴裂伤缝合痛。麻醉医生希望产妇始终无痛，在和产科医生很长时间磨合中，相互协作，达成初步协定：第一产程的产痛保留一部分即疼痛程度为 VAS 评分 3 分（10 厘米标尺，从 0 到 10 代表无痛到最痛，各个疼痛用笑脸到哭脸表示，如图所示），可以用镇痛泵的"自控（PCA）"多加药进行疼痛控制。到达第二产程，不停镇痛泵，产妇的疼痛程度维持在 VAS 评分 5 分左右。这样就不会让产妇太痛苦也能够配合助产士或产科医生用力分娩了。我想随着观念和技术的发展，全产程无痛分娩会到来的，届时妈妈生孩子是很幸福的事儿！欧美发达国家几乎是全产程镇痛。

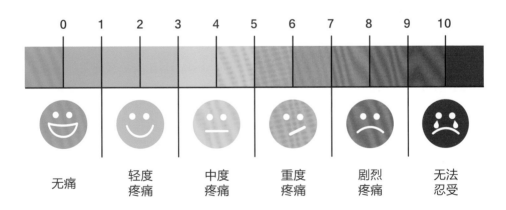

| 无痛 | 轻度
疼痛 | 中度
疼痛 | 重度
疼痛 | 剧烈
疼痛 | 无法
忍受 |

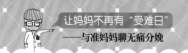

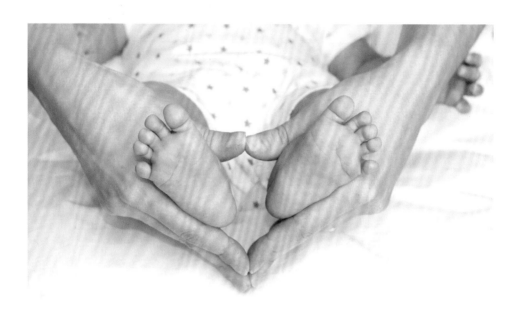

Q ⊶ 第二产程时，无痛分娩还应该起作用吗？

A 第二产程疼痛程度 VAS 评分在 5 左右，实际上在会阴部的麻醉作用相对较强。那么，在第二产程的分娩过程中，80% 的产妇会有不同程度的会阴裂伤或擦伤需要缝合，当然，接生的助产士或产科医生会实施阴部神经阻滞的，但是其效果和时效都存在不足，导致产妇在缝合时很痛苦。此时如果产妇有无痛分娩，在缝合会阴伤口时，几乎感觉不到疼痛。

快乐得子产妇的
经验分享

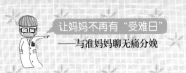
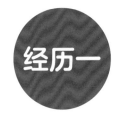

经历一 产妇的心声:"分娩镇痛"让我有了从地狱到天堂的感觉

　　本人神经比较大条,而且时间这剂健忘药对我尤其有效,无论当时多么痛不欲生、刻骨铭心,几年甚至几个月后,就会记忆模糊,故趁着尚未遗忘,记录下自己的生产过程。

　　作为高龄孕妇,孕期经历了卧床、羊水穿刺、羊水少住院等一系列磨难,辛苦自然是不必多说,终于坚持到了39周+。2015年7月19日,往日在肚子里不断翻腾的宝宝突然不怎么动了,虽然按照医院教的数胎动的方法,能保证每小时三次,但频率和幅度绝对都明显减弱,让我好不担心,坚持到20号的常规产检,果然胎心监护没有通过,直接被留下住院。此时我的宫缩已经很频繁了,基本上10分钟一次,但只是发硬并无疼痛。

　　北京妇产医院绝对火爆,在这个据说生孩子数量急剧下降的羊年,产科病房依然一床难求,我本属于9病区,但因9病区满员被安排在8病区示教室的加5床,一个病房6个病人,有刚生完的,也有见红、破水待产的,热热闹闹,倒也不孤单。聊了才知道，我是病房里年龄最大的，而且是一胎，好惭愧。病房里的姐妹们生产经历各异，有的极为顺利，无侧切无撕裂的、轻微撕裂的、20 分钟生完的，也有生产不顺利产后伤口愈合不好的。21 日早上查房，浩浩荡荡地来了十来个医生，问了情况后，说我的骨盆条件不是很好，只有将近 8，而且有个凸起，生产时需要抱住双腿使劲，同时胎儿不小，估重 3500 克。大夫让我做 OCT 实验（备注：OCT 实验是一种静点缩宫素之后观察胎心监护情况以观察胎儿宫内储备能力的模拟分娩实验），如果结果不好就得剖。当时我心里甚至有点小放松，剖就剖吧，赶紧让宝宝安全出来最重要，而且我对自己的小身体向来没有信心，顺产对我这先天不足的人来说有点困难啊。这个实验做了大概一个小时，我只是宫缩更加频繁，基本 5 分钟一次，还是发硬但不疼痛，大夫说实验结果很好，撤了仪器和药物后，宫缩又放缓了，当天肯定生不了啦。22 日早上查房时和大夫诉说了胎动少的情况，考虑到我高龄、马上到预产期的实际情况，医生当即决定用普贝生（一种促宫颈成熟的药）催产，姐姐签的催产知情同意书，同意书上列举了各种反应情况，我自己没啥感觉，可姐姐吓得够呛、脸色苍白、手抖得字都不会写了。上午 10 点半，开始用普贝生，就是在

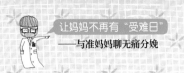

阴道里放药，比内检更疼，特别不舒服。传说中的普贝生果然不同寻常，用药20分钟后，开始腹痛、见红，整个腰部、腹部、屁股，全部酸麻，失去知觉。上了普贝生后，开始是每5分钟一次宫缩，强度很大，持续时间很长差不多30秒。到下午4点，已经2分钟一次了，胎心监护呈现大"几"字状，4点半大夫来撤了药。我如释重负，感觉浑身每个细胞都在跳跃，终于要生啦。而且心里暗暗在想，生孩子不过如此，这个疼痛我能忍受啊。后来证明自己实在是太傻太天真，当时的我不知道自己离生产还有一个漫长的距离，从这里到终点，中间隔了一个人间地狱。撤掉普贝生后，一直保持着2分钟一次的宫缩，大家都以为我要生了，晚上破例允许家人陪护，迷迷糊糊，半睡半醒地过了一个晚上，还是没有要生的迹象，宫口一直没开，而且宫缩竟然又回到5分钟一次了。很崩溃地熬到23号早上查房，大夫经过阴道检查后果断决定人工破水。到了产房后一个清秀的20岁左右的助产士和两位美美的女大夫给我做人工破水，我还仔细地观察了像变形金刚一样的产床，躺在上面还很享受的样子。人工破水就是大夫用手伸进阴道，开始是不舒服有点疼痛，接着感觉一股热流喷涌而出，我知道那是羊水，当时还在想为什么要破水呢，羊水流干了，宝宝在肚子里怎么生存呢。事实未能如我所愿，破水后在产房观察了半个小时左右，又被推回了病房。如果说当时被推走时我还很轻松的话，经历人工破水后被推回来简直是直接被打入十八层地狱。剧烈疼痛的宫缩让我突然意识到，之前的所谓宫缩简直就是毛毛雨，真正的挑战才刚刚开始。这种疼痛我无法形容，就是腰腹部剧烈的下坠撕裂的感觉，每次疼痛来临就感觉自己要被生生撕开一般，那种疼痛比利刃切肤更加难以忍受。我向来自认意志比较坚强，但在苦苦熬了两个小时还没有任何进展、宫口仍然未开分毫的情况下，我的信念开始崩塌了，忍耐也到了极限。从下午两点多开始，每次宫缩来临，这种身体的疼痛能稍微缓解一下内部下坠撕裂的痛感。下午四点多，我开始接近疯狂，疼痛不能忍受而且我已经感受不到任何的胎动，于是不停地让老公去找大夫，给我剖宫产，但大夫都是建议让我试产，并叮嘱宫口开大到一定程度可以去产房进行分娩镇痛，我瞬间似乎看到了希望。

　　7月23日下午6点，在被极度疼痛折磨了6个小时后，在我已经筋疲力尽精神濒临崩溃的情况下，病房大夫又来检查了一下我的宫口，说开到2+，我被送进了待产室。和我一同进入待产室的还有一个女孩，我一床她二床，当时只有我们两个人。进入待产室后就开始胎心监护、吸氧，大概每半个小时就有大夫来内检宫口情况，我悲催的一直是将近2，竟然比在

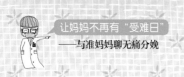
产房还缩了一点。二床情况比我好点，也仅仅是2+。我俩使劲抓着待产室的铁床，每次宫缩来临，静静的待产室只听见铁床咯吱咯吱摇晃的声音，那是我俩疼得在发抖，但我们都没有哭喊。我边抓着铁床发抖，边在心里数数，从一数到十，每次宫缩要数四个循环。我俩同时要求打无痛，可惜麻醉医师在上手术。这种发抖和数数的煎熬一直持续到晚上8点半，麻醉医师终于来了，一位年轻的男医生，看见他我们像看见了天使。由于我比较瘦，麻醉医师很容易就找到了我脊柱要扎针的地方，甚至没用我做双手抱腿的姿势，只是侧卧就注入了麻药。这麻药的效果真是立竿见影，随着一股暖流进入脊柱，宫缩的疼痛终于减弱，虽然还是很疼，但已经可以忍受了，仿佛回到了人工破水前的状态。从脊柱接出一根细细的管子，终端是一个掌心大小的泵，可以自己控制，麻醉医师教我们在疼痛难忍时，可以自己控制加大麻醉量。期间我的胎心监护一直在做，时好时坏，氧气也在不停地吸着。产房的大夫们在不停地检查产妇们的宫口情况，比我们晚进入待产室的产妇们后来居上，不停地被推进待产室又被转进产房，一起进入的2床也渐渐地从3指到4指，只有我一直保持在2指，无奈地做着胎心监护。看着产妇们进进出出，听着隔壁产房里的哀嚎。在持续不断的阵痛中，我用无痛泵给自己加了四次麻醉药的量，才能勉强坚持住。直到夜里 12 点，大夫在检查完发现我仍是 2 指的情况下，无奈地给我打了一针杜冷丁让我睡觉，我期盼已久的杜冷丁不负众望让我迷迷糊糊地睡了四个小时，虽然代价是不能喝水进食。凌晨四点，杜冷丁的药效过了，我醒来后发现自己仍处在 2 指的阶段，毫无进展。开始觉得口渴，嘴唇都起了干皮，整个身体就像干涸开裂的土地，不停地喝水，也缓解不了。更悲惨的是凌晨五点多测量体温，我竟然开始发烧了，大概是 38 度多，大夫开始更加关注我了。可是我的宫缩依然不紧不慢的，到早上六点多，我的宫口依然是 2+，而且我的烧依然没退，胎心监护显示越来越不好。在将近 7 点的时候，病房的女大夫上来了，检查我的宫口和羊水，发现羊水已经发绿、污染了。于是决定让我马上生。

7 月 24 日早上 7 点多，我被推进 1 号产房，两个助产士和病房女大夫开始给我接生。此时变形金刚般的产床也不能吸引我的注意力了，一点都不可爱。我艰难地爬上产床，把腿放在分开的两个支架上，手紧紧握着床边的两个把手，大夫教我宫缩的时候开始用力。我要求陪产，老公穿上消毒服进入产房，可惜他只能站在我的头后面，什么忙也帮不上。我看见女大夫往手上擦了很多油，直接将手伸进阴道帮助我正胎位。期间她

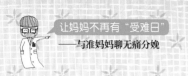

不停地教我用力，可是经历了太长时间的疼痛折磨，我已经处于迷迷糊糊的状态，而且已经耗尽了浑身的气力，根本使不上劲儿，此时产房聚集了很多的大夫和助产士，大家都来帮助我，我也屏住呼吸、抱住双腿，用尽全身力气，在灵魂出窍之际我只记得我被侧切了，由于胎心不好，且羊水已经被胎便污染了，因此上了产钳。终于在 8 时 25 分，孩子出生了。我继续留在产房，此时才知道，侧切后仍有撕裂，侧切伤口很深。此前看别人一直说缝针很疼，疼得难以忍受。可是我当时真的没啥感觉，好像身体已经不是自己的，缝到敏感部位确实疼，但可以承受，可以负责任地说经历过阵痛的妈妈们，缝针的疼简直 so easy。缝合持续了两个多小时。缝针结束后，我被推回待产室观察。7 月 28 日上午，我出院了，翻开医院填好的母婴手册，写着 2015 年 7 月 24 日上午 8 时 25 分，顺产。感谢分娩镇痛，她让我有一种从"地狱"到"天堂"的感觉。

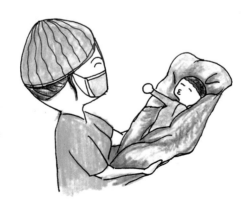

经历二 分娩镇痛下的顺产中转剖宫产。分娩镇痛应付剖宫产的麻醉——没问题

　　预产期 11 月 26 日，臭小子淡定得很一直没动静，12 月 2 日下午华丽丽地被收了住院，人品爆发入住 8 人间，剖腹的、催产的、保胎的，再加上陪护的月嫂和家属，还有宝宝们的哭声，那叫一个热闹！医生查房被告知第二天做引产，我问引产是催产么？得到的答案是催产是让孩子快点儿出来，引产是让孩子出来，好吧，医生说怎么样就怎么样吧！当天隔壁床的姐姐就是引产，到了夜里疼痛难耐一直在呻吟，我也跟着一夜未眠，一边想真的有这么疼么？一边想也许明天我也这样了，或者还不如！第二天早上医生查完房，老公进来签了一堆的字。十点半医生来给上了米索，告诉我上药后 2~3 个小时或 4 个小时会出现宫缩，半个小时内 3 分钟一次宫缩的话就要做胎监，如有大便感不要去卫生间，叫大夫内检。可幸福来得太突然，上药后不到半个小时我就觉得下面酸得不行，趁还有体力赶紧吃了几口医院的午饭，又过了半个小时宫缩开始，之后痛苦得发现连小便都上不出来了，还想大便，大夫来内检，说已经软了，

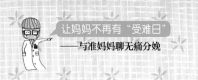
但宫颈未消,总之就是没开指呗。绑上了胎监,眼看着宫缩从30多蹦到了60多,纸上显示的宫缩曲线跟山峰似的,头一次感到做胎心监护是这么的煎熬……

之前看大家说的姨妈感完全没有,就是纯疼,我是张阿忍,我咬牙坚持,大概下午两三点的时候吐了,真后悔中午吃了饭,终于理解了昨天晚上隔壁床姐姐说什么也不吃不喝。宫缩逐渐上升到了80、100的,我忍不住开始呻吟,疼哭了,就拉着老公的手说老公我疼,老妈在边上看见我疼成这样也跟着掉眼泪,虽然都32岁了,也忍不住跟老妈撒娇说妈妈我疼,看她哭我心里更难受。接下来我就一直恍恍惚惚的,不疼的时候能睡一下,但都是5分钟一疼醒。宫缩时高时低,很奇怪后来都觉得30多和100的宫缩是一样疼的。六七点的时候内检,被告知开了一指。疼痛在加剧。虽然很疼,但心里一直想,我爱我的老公,我愿意给他生孩子,另外就是分娩体验课上助产士说的,不要光想着自己难受,宝宝在肚子里更难受更危险。想着这两点,我告诉自己要坚强,我是张坚强,就是会疼得忍不住叫出声来。大概到了八九点,宫缩一直处在90、100的样子,几乎没有间歇,叫来了大夫,大夫说再观察观察,不行挂硫酸镁控制宫缩,我说我不要控制,我今天就想生,大夫说这么不间歇的宫缩下去孩子也受不了，再观察观察！就这样又坚持了会儿，宫缩有缓和了，大概五分钟疼两次，中间有半分钟的缓和了，九点半大夫来内检，说羊水破了，开了两指了，可以等着送待产房了。没过多久，护工就推着轮椅来接我了，我带着红牛和巧克力就跟着她走了，从病房到待产室的路上我几乎没什么记忆，只记得很疼，还想大便。老公跟我一起进了分娩室的大门，我在门口脱掉外衣换拖鞋，跟老公告别，有个温柔漂亮的助产士来接我，在她的搀扶下进了一个待产室。从进分娩室的大门到进待产室，一路感觉挺温馨的，完全没有别人说的关上大铁门与世隔绝的那种恐惧感。本以为待产室里会人多的没床位，结果那屋里加我就仨人。我一路上看到小产房都空着，还不停地问能陪产么，助产士温柔地告诉我要看我的各种情况。接下来就是数时间数宫缩，宫缩又恢复到了 5 分钟一次，每次来的时候我都忍不住叫出声来，以为会有人说我，还好没人理我。这里我要说一下，那个什么呼吸法没用啊，或者说对我们这种引产的根本不管用，我记得前天隔壁床姐姐疼得就说不管用。就这么一直干巴巴地等到了 1:50，我满心欢喜地等着内检，结果开 3 指，下次内检时间 5:50。崩溃啊！怎么别人开指那么快，我却那么慢！继续数时间，宫缩又变成了 5 分钟疼两次，我问大夫怎么这么频繁，大夫说这就对了！好吧，我继续呻吟，大便感也仍在继续，终于到了 5:50，内检结果 4 指，胎头还没下来，宫缩也上不来，我去！都疼成这样了宫缩还没上来？大夫管助手要了一根针，传说中的人工破水？感觉一股水流了出来，看大夫的表情不太好，难道污染了？她说不好说是二度还是三度，又叫来了个大夫看，说算二度。我赶忙问对宝宝有影响么？答曰羊水二度三度不作为剖宫产的指征，只要孩子胎心正常还是要顺。哎，我当然希望顺，宝宝被挤压出来还好呢，可要不要这么慢啊，被送进待产室 8 个小时才从 2 指开到 4 指，眼看着下次内检时间改成了 9:50，大夫说要再给我加催产素让开指快点儿，我想只要能让他快出来给上什么都行！催产点滴来袭，肚子疼痛加剧，腰酸得不行不行，大便感也加剧，感觉每一次宫缩大便就直顶肛门，我真的憋不住那劲，每次来都忍不住使劲、呻吟。终于到了 9:00 了，貌似是待产室的大主任带着一堆大夫查房，9:30 到 9:50 之间先后来了两个大夫给我内检，一个说开 5 指了，一个说开 6 指了。我想终于熬过一半了，这时麻醉医师来了，问有人上无痛么，我啰啰唆唆地问了三个大夫无痛对羊水二度有影响么，被告知没关系后，我申请了无痛，麻醉医师说我要无痛的话就是亏点儿，可能别人 6 指上了无痛七八个小时能生，我上着催产可能一两个小时就生了，花的钱都一样，我心想什么钱不钱的，能保证我不再忍不住用力就行了！我颤抖地签了个字，等他们去分娩室外等家属签了字，之后就被扶去了麻醉室。到了麻醉室，麻醉医师让我上床蜷腿，告诉我打药的时候会有些疼，但和宫缩比起来那疼就是毛毛雨。瞬间，我就觉得自己活过来了，疼痛感消失，人也精神了！大概 11 点半我又被人扶着送进了一间小产房，没多久老公就进来了。老公看见我瞬间泪如雨下啊，说早上外面才贴出信息，看到我才开了 4 指，心疼死他了，之前开 2 指就疼成那样，但至少有他在身边，这一夜就我自己得多无助啊，说着就抽泣上了，我赶忙安慰他说没事儿，而且我上无痛了，已经不疼了！助产士建议我颠球，说那样胎头下来得快。老公帮我一起颠，整整颠了一个小时，下球躺回到产床上，助产士让我再睡一个小时，之后就可以内检了。我安安稳稳地睡了，老公跑去门口跟家人说了一下我的情况回来也趴在床头睡着了。13:50，绑胎监，发现宫缩居然降到十几了！内检，还是 6 指！这是什么情况，加大催产素剂量，宫缩也只增加到了 50、60。接着大夫会诊，说胎头位置不好，考虑到羊水破了很久而且二度，可以再试产，不行转剖。接下来又是签

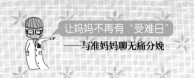

字，老公哭了，其实我也有点儿害怕了，但想到宝宝的处境，我告诉自己要去勇敢地面对。我也忍不住掉眼泪了，趁自己还睁着眼睛，赶紧把余额宝支付的密码告诉了老公，我们家我管钱哈，还嘱咐他虽然没多少，但万一我有什么事儿这钱得给我爸妈一半儿，他们养我这么多年不容易，老公哭着说不准我胡说，我赶忙调整状态，还挺期待着自己被推进手术室的！过了会儿开始备皮，导尿管都省得插了，无痛泵也可以直接连剖宫产的麻醉，这些貌似都是冥冥中注定的。大概15:30，时隔17个小时，我被推出了分娩室，一堆人围了过来，我看见了姐姐，姐姐掉着眼泪跟我进了电梯，我安慰她没事儿，我还挺期待的，什么都体验了，我挺嗨皮的！进了手术室老公在门口交钱办什么手续，姐姐鼓励我，当时信心满满的！又等了会儿，估计16:00，我被推进了一间手术室，原来手术室里这么热闹，好多人啊！而且好多间啊！接下来就是麻醉的过程，脊柱凉飕飕的。大夫们往我身上铺好了绿色的布，感觉有刀子在肚子上划了一下，接着不知道听见的是血流的声音，腹部沉沉的，就像压了好几块大砖头似的，主刀大夫和她的助手拽呀拽呀，我的身体就跟着她们晃呀晃呀，听主刀大夫说卡得太紧了，再上麻醉，后背又一丝凉意，接着又听见卡卡两剪子的声音，我猜是子宫又被剪了两下吧，之后又是拽呀拽呀，紧跟着听见了宝宝的哭声，一颗悬着的心终于落地了！大夫说 16:22，男孩，3320 克，嘿！你们看他双眼皮嘿！由于我太疲惫了，手术没做完就迷迷糊糊地睡着了，怎么回的病房都不记得了。第二天就下地走了。大夫来挤压腹部的时候也没觉得多疼，咱也是经历过开指的人，术后过了 3 天，我如期出院了。

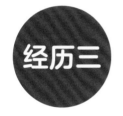 **经历三**　**没有无痛分娩的生产经历，虽然很疼，但也并不是不能忍受**

话说有有是个小留级生，我曾一度认为她会提前，结果相反。有有是 4.14 预产期，在 2 周前我就感觉到偶尔腰酸 + 来大姨妈的感觉——说是发动前的征兆，这一天到日子了还没出来我就暂且没算她留级。紧接着到了 4.15 还是没有特别的反应。心里有点不好意思了。都留级了，咋还不出来呢？ 4.15 日晚上 11 点多像平常一样准备睡觉，但腰酸和姨妈感同时来

袭，因为每次疼的时间都不是很长，忍忍都能过去。这时候我就觉得可能要有惊喜，就是不发动也会见个红吧，不过一晚上也没见红，就这样坚持到天亮 4.16 日 5:30 左右，粉红色！！大惊！！跟老公说见红了，他还不太信，我也不是特肯定，就又躺了。过会儿觉得有东西流出来，一小片红！这回肯定了。这时候老是小肚子疼，5 分钟一次、10 分钟一次的，说没规律也还有点儿规律。4.16 日早 6:30 到急诊，把昨儿晚上的感觉描述了一遍，大夫让家属去办理挂号，我先量血压，正常。内检看开没开指，小大夫动作还算轻柔，没觉得疼，最后说一句"没开没消"当时知道没开的意思，没消不懂，也没问。就去胎心监护了，一直宫缩着，强度没啥变化，比大姨妈疼点儿。胎心监护宫缩压最高 50 左右。做完胎心监护去三层做 B 超看羊水和脐带，羊水 9.2 脐带依然"W"压迹，连着一个月都是绕 2 周，让我很担心……不过医生一再鼓励和支持让我依然坚定先顺，最不济就顺转剖咯。拿到了超声和监护结果给产检医生看，医生说结果没问题，让回家继续等待，让规律宫缩，破水再次急诊就诊。

到家三四点多吧，想着休息下，可宫缩越来越规律了，看着时间 10 分钟一次，7 分钟一次，5 分钟一次，最后到 6 点多差不多三五分钟一次了，平均持续时间 1 分 30 左右，这一分半钟真难熬，娃儿还老往下顶，觉得差不多应该开指了吧，又到了饭点儿，趁着不宫缩吃了碗小米粥。早上见红后洗了澡，本来还想再洗个澡，老公不让。这是生之前吃的最后一顿饭。吃完就不行了，催着老公、公婆带上待产包以及各种住院的东西，一起再次出发去急诊。走到半路，不知道是因为颠还是因为娃儿顶，突然觉得一股液体流出，羊水破了！！哇噻！惊喜发现羊水破了肚子不疼了，我窃喜了一番。过了一会儿又流出一股，一边儿流又一边儿疼了，疼得比之前更厉害了，流完后又不疼了。还好那会儿快到医院了，流了四五次，终于到了医院。趁着不宫缩一路小跑进急诊室。我是发现了，不宫缩的时候想干啥一定要给点儿速度，宫缩来了我是一步也挪不了。担心羊水流了娃儿有危险，进了急诊室哆哆嗦嗦地跟大夫说"破水了……"，大夫说"别急，还早呢。"量血压，正常。内检，2指，有血。我都惊了！三个小时前还没开，一下就2指了啊……心想，明天生出来没问题啦。就是过程还得熬熬。接下来就是等家属办住院啥的，坐着轮椅去病房十层分娩室。坐在轮椅上还是一边流羊水一边缩，一缩就深吸气，慢吐气还是能缓解疼痛的。

接下来就是进分娩室，在门口换上病号服，家属把我的衣服带走。护士让拿吃的，之前准备了一大包，护士说留一两样

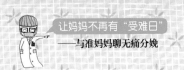

就行，最后只拿了自己准备的饮料和一袋抽纸。后来就是疼，看表，8点进来的，想着怎么也明天了，时间真是慢啊。后来我开到六指被叫去产房，后来有护士来给打吊瓶，我已经快迷糊了，又疼又困，这种疼痛让我痛彻心扉，我这辈子也忘不了，心想以后再也不生老二了。我就问了一句："手还能使劲儿不"，只听她说："可以，软管的。"扎针的时候挺疼的，扎完我又问："我怎么觉得有点儿疼啊……"护士说"什么针扎进去不疼啊"，想想也是。后来又内检，我也顾不上看时间了，直问大夫几指了，今天能不能生。大夫就一句："好好配合我们！"我说："你不会离开我吧。"当时觉得如果有个护士在好踏实呀，结果人家没理我，我也顾不上了，过会儿就开始让我试着找拉大便的感觉，让我一宫缩就拉，持续拉，没有宫缩就休息。一开始我不会使劲儿，后来一边鼓劲儿一边接受指导，听到最多的就是加油加油，看见点儿了，持续使劲儿拉！身子不许扭！躺正了！手肘往外提桶式使劲儿！大概使了八次左右的劲儿，护士给我喝了点饮料，是她们提前准备的，我也没要过，自己的也没用上。反正喝完又使了2~3回，时间到了22:20，一下子就软了，就觉得脐带，胎盘都出来了，肚子空了，护士给娃儿收拾，告知性别、体重。当这个小家伙躺在我怀里，看着这么个可爱的小生命，觉得再怎么疼都值了！！这就是母爱的伟大。

Chapter

11

新生儿护理及母乳喂养

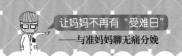
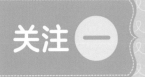

无痛分娩宝宝的
生存洗礼

在妈妈经历无痛分娩的劳累后，宝宝安详地来到人世间，宝宝要独立生存了，他需要完成生存的洗礼。

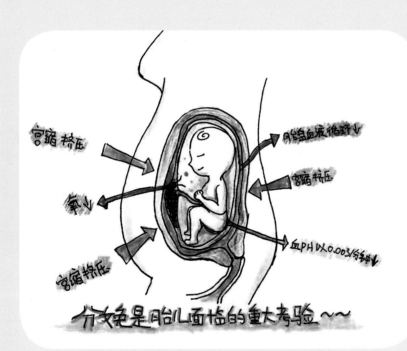

宝宝要自己大声啼哭，宣告生命的开始

胎儿在子宫内，肺泡像葡萄一样，非常多汁，随着宝宝大声地啼哭，肺泡内的液体迅速吸收，变成一个"宜干不宜湿"的娇脏——肺脏。如果新生儿肺脏不能正常转变，就不能脱离妈妈的胎盘，不能离开妈妈给宝宝的氧气等必须物质，这时候的状态就叫"持续胎儿循环"，必须马上住到新生儿重症监护室进行抢救。

1. 自主呼吸必备条件

❀ 呼吸系统发育完善：胎龄 25 周左右，肺泡才完成解剖结构的发育，至妊娠足月可相当于新生儿肺容量，肺血管系统发育完善，为生后肺内气体与血液交换作准备。

❀ 有充足的表面活性物质：胎龄 35 周时，肺泡内的肺表面活性物质已达到适当的浓度。肺表面活性物质的主要作用为：降低肺泡表面张力，增加肺顺应性；稳定肺泡容积，使肺泡不萎陷；加速肺液清除；维持肺泡 - 毛细血管间正常流体静压，防止肺水肿；减小毛细血管前血管张力，使肺通气量增加，肺泡内氧分压增高，肺小动脉扩张。

❀ 呼吸中枢健全：通过外周感受器和化学感受器，刺激传导至呼吸中枢，调节呼吸运动。

❀ 呼吸道通畅：呼吸道内黏液阻塞使气体不能进入肺泡，增加呼吸道的阻力，并可阻碍新生儿自主呼吸的建立。

2. 初次呼吸的刺激

新生儿出生后，脐带结扎后胎盘循环终止，母体内的氧不能再向胎儿传送，胎儿产生的二氧化碳也不能通过胎盘排出，使胎儿血内氧分压急剧下降，二氧化碳分压急剧上升，通过新生儿的大声啼哭（深呼吸），胎儿循环迅速过渡到新生儿循环。

3. 初次呼吸需要克服的阻力

❀ 气管中液体的压力：气管内液体量越多越黏稠，则阻力越大，所以呼吸道黏液常是新生儿窒息的原因。

❀ 表面张力：肺泡半径越小，表面张力越大，所以如果肺泡萎陷，则使其张开所需的压力更大。

❀ 肺组织弹力：当肺泡有一定容量时肺组织回弹的阻力大，使肺不易萎陷，再次吸气时更易张开。

宝宝要在 24~48 小时内，自己大小便，宣告能通过自己喝奶，离开母亲胎盘的供给，独自生存

1. 新生儿小便

胎儿在子宫内，不停地吞吐羊水，产生胎便，随着墨绿色胎便的排出，宝宝告诉我们，他/她的消化系统发育得很好；宝宝出生的第一天，尿量会偏少，第二天随着充足母乳的喂养，宝宝的尿量就会增多，适宜的频次是每日八次左右。

宝宝出生后的第 1 天，可能没有尿或者排尿 4~5 次。以后，根据摄入量逐渐增加，最多一昼夜排尿可达 20 次。如果出生后 48 小时仍无尿，则要考虑有无泌尿系统畸形，可先喂糖水并注意观察。如果出现红色尿要想到可能是摄入奶和水过少，摄入量不足所致，尿中有较多的尿酸盐结晶将肾小管堵塞，有时，有微量蛋白及尿酸盐结晶，新生儿可排出红色尿液，多喂水即可纠正。如果多喂水后仍不排尿，就应请医生诊治。

2. 新生儿大便

①新生儿胎便（墨绿色）：刚生下来的宝宝，即使没吃一点东西，出生后 6~12 小时也会拉出墨绿色胎便。积存了 9 个月的胎便必须借助频繁的排便才能清除干净，一般需要延续 2~3 天，每天 3~5 次，浓重的墨绿色才能消失。胎便通常没有臭味、状态黏稠、颜色近墨绿色，主要由孩子在子宫内吞入的羊水和胎儿脱落的上皮细胞、毳毛、皮脂以及胆汁、肠道分泌物等组成。

②过渡期大便（黄绿色）：多数新生儿在吃奶 2~3 天后，向正常大便过渡时的大便呈黄绿色，然后逐渐进入黄色的正常阶段（母乳喂养的宝宝）。若开奶延迟，或摄入奶量太少，过渡便出现的时间也会推迟。

③哺乳期大便：母乳喂养的宝宝（金黄色的软糊便）：通常新生儿期次数较多，一天 2~5 次，随着孩子月龄的增长，大便次数会逐渐减少，2~3 个月的孩子大便

次数会减少到每天 1~2 次。因此，吃母乳的婴儿如果出现大便较稀、次数较多等情况，只要婴儿精神及吃奶情况良好，体重增加正常，没有解便困难、腹痛、胀气的情形，就都是正常的。母乳喂养的新生儿甚至会发生一天排便 7~8 次的状况，这叫作生理性腹泻，属于正常现象，到宝宝长到一定时期，这种腹泻会自动消失。

人工喂养的宝宝（土黄色的硬膏便）：用配方奶喂养的宝宝大便较少，通常会干燥、粗糙一些，稍硬如硬膏，但只要排便不困难，不似羊便，就没关系。如果消化没问题，通常会是土黄或金黄色，略带一些酸臭味，每天约 1~2 次。喝配方奶的孩子有时大便会黄中带绿或青绿，这是因为配方奶铁质含量都很高，当宝宝对奶粉中的铁质吸收不完全时，多余的铁质就会使大便带绿色，这种情形是正常的。

如果拉过第一次胎便后，连续 72 小时没有大便，不能掉以轻心，需要小儿外科协助检查，以排除先天性巨结肠等严重的发育畸形。当然，有相当一部分原因是乳母进食过于精细；乳母出汗过多，同时小宝宝没有相应地补足水分；乳母便秘等。足月新生儿 24 小时不排便：检查孩子是否有消化道先天畸形。新生儿灰白便或陶土色大便，一直没有黄色，但小便呈黄色，很有可能是先天性胆道梗阻所致，延误诊断和治疗会导致永久性肝脏损伤等。

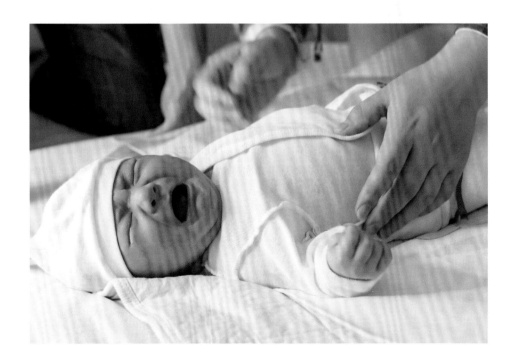

宝宝需要"按需哺乳"

"按需哺乳"是一种顺乎自然,最符合人体生理需要的哺乳方法。包括两方面:

①只要婴儿想吃,就可以随时哺喂。

②只要母亲想喂(乳房胀),孩子肯吃,就可以喂。

一般新生儿至少 3 小时就要吃一次,一次 20~30 分钟;可以每一到两小时哺乳一次,宝宝睡着也可以吃。

按需哺乳可使乳汁及时排空,通过频繁的吸吮刺激,妈妈的脑下垂体分泌更多的催乳素,使奶量不断增多,可以避免母亲的紧张和焦虑(过度的紧张和焦虑可通过反射机制,抑制乳腺分泌),同时也避免了新生儿的焦虑。

正常情况下,宝宝出生 3~4 个月后很多婴儿和母亲都会逐渐自动拉长吃奶间隔,即每隔 2~4 个小时才要吃奶。同时也有很多 3~4 个月后的健康宝宝,仍然会每隔一小时左右要吃奶,这是因为他们有着比较旺盛的"吸吮需求",需要通过吃母乳的吸吮动作来缓解紧张焦虑和无聊等情绪,妈妈应该在尽量满足宝宝需要的同时,丰富安抚宝宝的方式,丰富宝宝的生活内容,比如给宝宝唱歌,抱着宝宝跳舞,带着宝宝出门散步,在家里带宝宝看看墙上的画,摆弄摆弄日用品等等,总之,妈妈既要掌握按需哺乳的原则,也要避免把喂奶当作安抚孩子的唯一手段。

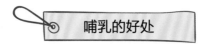

哺乳的好处

少吃多餐:刚刚出生不久的新生儿胃容量很小,每次能吸吮到的奶量也很少,这样有利于消化吸收。奶量少加上在胃中停留时间短,自然孩子很快又饿了,所以,一两小时喂一次奶很正常,出生头两周每天喂奶要至少 8~12 次。

频繁吸吮:促进母乳分泌。

3 摄入适量：母乳喂养的宝宝对乳头吮吸的强度和频率因饥饿程度而不同，乳母乳汁的分泌按需产生，其结果是按需喂养的母乳宝宝能够按照自己的需要自动地控制食物的摄入量，可以预防肥胖症和慢性病，如果生命早期增重过快，将会在儿童期面临超重危险。

4 及时排空：乳房会逐渐熟悉宝宝吃奶的频率和时间，在宝宝不吃时少泌乳，在宝宝吃奶时多泌乳，快速泌乳，因而妈妈就不再经常胀奶了，可以防止奶结形成。

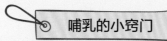 哺乳的小窍门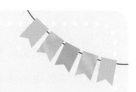

 1 托好乳房，喂奶的时候用空着的那只手以 C 形（4 个手指托在乳房下面，大约在时针 9 点钟的位置，大拇指在上面 3 点钟的位置）或 V 形（把乳房托在分开的食指和中指之间）托住乳房。

 2 支撑好宝宝，让宝宝的头、颈、背和臀部，保持在同一直线上。

 3 经常变换姿势，找到你觉得最舒服的姿势。

4 每次喂奶轮流用不同的乳房先喂，你的奶量会大大增加。

 5 正确让宝宝停止吃奶，理想的状态是，宝宝主动把嘴从你的乳头松开，如果妈妈想停止喂奶，可以把手指轻轻伸进宝宝的嘴角里，轻轻拔出奶头。

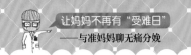
 怎么判断宝宝吃饱了

❀ 宝宝的体重下降得不多（前3天在出生体重的5%左右），到第7天时候，已经长回出生体重了。

❀ 宝宝的尿色不黄，偏淡，一天尿8次左右。

❀ 宝宝的大便逐渐转黄，一天能大便1~8次，像鸡蛋黄铺到尿布上，没有水便分离等异常的样子。

❀ 宝宝每天都在长体重，每天长30~50克，很结实。

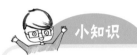 小知识

不宜母乳喂养的情况

① 苯丙酮尿症

新生儿苯丙酮尿症是由于其体内缺少苯丙氨酸羟化酶，不能使苯丙氨酸转化为酪氨酸，而造成苯丙氨酸在体内的堆积，严重的可干扰脑组织代谢，造成功能障碍，容易导致智能障碍。母乳中苯丙氨酸的含量较牛奶明显为低，但这些婴儿还是最好不吃母乳或仅吃少量母乳为宜，平时应摄入不含苯丙氨酸的特制奶粉。

② 乳糖不耐受综合征

乳糖不耐受综合征是指新生儿体内乳糖酶的缺乏导致乳糖不能被人体消化吸收，乳糖代谢不完全的产物是一些有毒的物质，这些物质聚集在体内，就会影响神经中枢的发育，造成婴儿智力低下、白内障等，患有乳糖不耐受综合征吃了母乳后会出现腹泻、严重呕吐等表现，长期的腹泻不仅会直接影响到婴儿的生长发育，还会造成新生儿免疫力下降，一旦怀疑宝宝患有乳糖不耐受综合征后，就要停止喂奶类食品，改用大豆制品喂养婴儿宝宝。

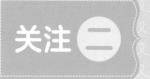

无痛分娩宝宝的成长过程中的不可忽视的小问题

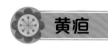

宝宝出生 2~3 天，皮肤有点黄，需要让儿科医生看看、摸摸、扣扣、听听，儿科医生会用经皮测胆仪给宝宝测测皮肤的黄疸值，如果黄疸值正常，便可以办出院回家了。

1. 新生儿黄疸

医学上把未满月（出生 28 天内）新生儿的黄疸，称之为新生儿黄疸，新生儿黄疸是指新生儿时期，由于胆红素代谢异常，引起血中胆红素水平升高，而出现于皮肤、黏膜及巩膜黄疸为特征的病症，这种情况有生理性和病理性之分。

生理性黄疸：胎儿在子宫内靠妈妈供给营养，他生长发育代谢后产生的废物也由妈妈的脏器帮助排泄出来，胎儿体内衰老的红细胞产生的胆红素就是由妈妈的肝脏帮助转化排泄的，所以正常宝宝出生时并没有黄疸。婴儿出生后，与母亲脱离了联系，他 / 她的一切新陈代谢产物也就需要由自己来处理了，红细胞破坏后产生的胆红素要经过肝脏转化一下，才能从体内排泄出去，一则新生儿在母体是乏氧环境，出生时体内红细胞较多，二则是新生儿的肝脏处理胆红素的能力是很弱的，胆红素就不能从正常的渠道完全排泄到体外，多余的没有经过肝脏处理的间接胆红素蓄积在体内。到了一定的程度，孩子就表现出黄疸。随着肝脏功能的逐渐成熟，新生儿黄疸会逐渐消退。

生理性黄疸在出生后 2~3 天出现，4~6 天达到高峰，7~10 天消退，少数宝宝15 天消退。轻者呈浅黄色局限于面颈部，或波及躯干，巩膜亦可黄染 2~3 日后消退，至第 5~6 日皮色恢复正常；重者黄疸同样先头后足可遍及全身，呕吐物及脑脊液等也能黄染时间长达 1 周以上，特别是个别早产儿可持续至 4 周，除有轻微食欲不振外，无其他临床症状。

病理性黄疸：若生后 24 小时即出现黄疸，每日血清胆红素升高超过 5 毫克 / 分升或每小时 >0.5 毫克 / 分升；持续时间长，足月儿 >2 周，早产儿 >4 周仍不退，甚至继续加深加重或消退后重复出现或生后一周至数周内才开始出现黄疸，均为病理性黄疸。

治疗方法：

❀ 光照疗法：是降低血清未结合胆红素简单而有效的方法。将新生儿卧于光疗箱中，双眼用黑色眼罩保护，以免损伤视网膜，会阴、肛门部用尿布遮盖，其余均裸露。用单面光或双面光照射，持续 2~48 小时（一般不超过 4 天）。

❀ 换血疗法：换血能有效地降低胆红素，换出已致敏的红细胞减轻贫血。

❀ 药物治疗：供应白蛋白，纠正代谢性酸中毒，肝酶诱导剂（如苯巴比妥），静脉使用免疫球蛋白。

2. 母乳性黄疸

是宝宝在吃母乳时会有黄疸出现的现象，需要在儿科医生的严密监测下，指导母乳喂养。

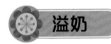
溢奶

宝宝吃奶后，如果立即平卧床上，奶汁会从嘴角流出，甚至把刚吃下去的奶全部吐出。但是，喂奶后把宝宝"拍嗝"一段时间再放到床上，吐奶就会明显减少。医学上把这种吐奶称为溢奶。

这是因为宝宝的胃是横着的，很容易把吃进去的奶吐出来，如果把胃比喻成一个口袋，靠近上面的口扎得松，靠近下面的口扎得紧，所以宝宝有时候会少量溢奶，妈妈不用太担心，如果妈妈认为宝宝吐得多了，就让儿科医师看看。

1. 溢奶的原因

❀ 婴儿的胃呈水平位，胃底平直，内容物容易溢出。另外，婴儿的胃容量较小，胃壁肌肉和神经发育尚未成熟，肌张力较低，这些均易造成溢奶。

❀ 婴儿胃贲门（近食管处）括约肌发育不如幽门（近十二指肠处）完善，使胃的出口紧而入口松，平卧时胃的内容物容易返流入食管而溢奶。

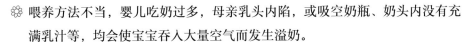
☸ 喂养方法不当，婴儿吃奶过多，母亲乳头内陷，或吸空奶瓶、奶头内没有充满乳汁等，均会使宝宝吞入大量空气而发生溢奶。

☸ 喂奶后体位频繁改变也容易引起溢奶。

2. 溢奶的处理办法

让小宝宝侧卧，头侧向一侧，轻轻拍小宝宝后背，同时立刻清除口腔及鼻腔内的奶水（使用小毛巾）。

 ## 不可不知的脐带护理

胎儿和妈妈血肉相连，新生儿要完成独自生存的转变，脐带是母子分开的见证。医生将脐带结扎后，5~7 天后脐带残端干枯脱落，脱落后的部位即为肚脐。

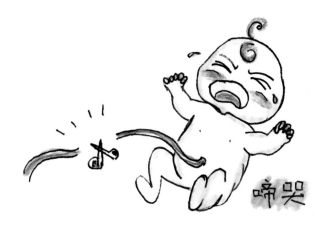

脐炎发生在脐带还没脱落的这段时间内，预防脐炎的办法：

☸ 保持脐部的清洁干燥，甚至不要用尿布兜着脐带。

☸ 用无菌棉签蘸75%的酒精（易挥发，故建议每7天更换1瓶，保证75%的浓度）局部消毒。

☸ 用温开水洗澡。

☸ 如果发现脐部有渗出液，一定找儿科医生就诊。

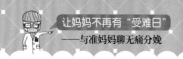

 烦人的湿疹

　　新生儿湿疹是一种过敏性疾病，多为牛奶蛋白过敏，有遗传倾向，常见的湿疹以 2~3 个月的宝宝最严重，主要分布在面部、额部眉毛、耳廓周围，面颊部也有，严重的可蔓延到全身，尤以皮肤皱褶处多，如肘窝、腋下等处；初起时为红色的小丘疹，有渗液，最后可结痂、脱屑，反反复复，长期不愈，孩子会感到瘙痒难受。

　　湿疹的处理方法

　　❀ 一般湿疹不用特殊处理，用温开水清洁皮肤即可。

　　❀ 严重的一定到儿童皮肤科就诊，医生会给予饮食指导，如避开过敏食物等。

　　❀ 局部应用湿疹膏，甚至激素类外用药等。

 恼人的血管瘤

　　血管瘤是起源于皮肤血管的良性肿瘤，多发生于婴儿或儿童，多见于头、颈部皮肤，黏膜、肝脏、脑和肌肉等处亦可发生，以枕部的鲜红斑痣最常见。出生时或出生后三个月至六个月内出现，常发生于头、脸及颈部，影响宝宝的外观，一般 2~8 个月生长较为迅速，大多不需治疗就可自愈；但具有危险性的婴儿血管瘤，如长在眼睛、咽喉、肢体末端，则需特别留意。

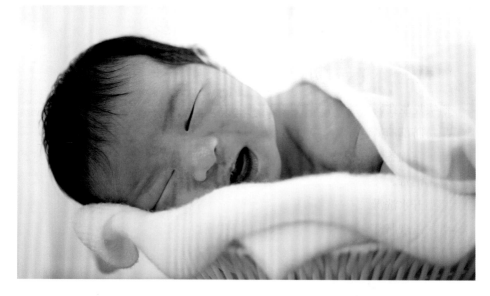

❀ 毛细血管扩张痣：又名鲜红斑痣或葡萄酒样痣，最常见，表现为一个或数个暗红色或青红色斑片，边缘不整，不高出皮面，压之易褪色，头颈部多见，常在出生时出现，可随人体长大而增大，发生于枕部及额部或鼻梁部者可自行消退，较大或广泛的病损常终身持续存在。

❀ 毛细血管瘤：又名草莓状痣，表现为一个或数个鲜红色、柔软、分叶状肿瘤，压之不褪色。好发于头颈部，通常不在出生时出现，而是在出生后数周内出现，数月内增大，生长迅速，甚至可达数厘米。大多在 1 岁以内长至最大限度，以后可自行退化，数年内可完全或不完全消退。

❀ 海绵状血管瘤：损害一般较大，自行发生，在原有毛细血管瘤处发生或位于皮下，呈圆或不规则形，可高出皮面，呈结节状或分叶状，边界不太清楚，质软而有弹性，多呈淡紫或紫蓝色，挤压后可缩小，表面皮肤正常或与肿瘤粘连而萎缩。出生时或生后不久发生，好发于头皮和面部，可累及口腔或咽部黏膜。可伴有血小板减少症和紫癜，约 1/4 病例死于出血、呼吸道感染或恶变。

为什么宝宝的眼睛有好多"眼屎"

新生儿泪囊炎又称先天性泪囊炎，是由于鼻泪管下端开口处的胚胎残膜在发育过程中没有退缩，或因开口处为上皮碎屑所堵塞，致使鼻泪管不通畅，泪液和细菌潴留在泪囊中，引起继发性感染所致。因此多表现泪囊区有黏液或黏液脓性分泌物溢出。

新生儿锁骨骨折

新生儿锁骨骨折是产伤性骨折中最常见的一种，与胎儿娩出方式和出生体重有关。难产、胎儿转位幅度大、巨大儿发生率高。

大部分患儿无明显症状，故容易被忽视，但宝宝受伤的上臂活动减少或被动活动时哭闹，出现骨擦音，甚至可扪及骨痂硬块，患侧拥抱反射减弱或消失。青枝骨折一般不需治疗，对于完全性骨折，目前认为也无需处理，随着小儿生长发育，肩部增宽，错位及畸形均可自行消失。

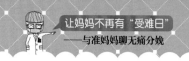
鹅口疮

口腔如果没有认真清洁，新生儿可能会患鹅口疮，鹅口疮又名白念菌病，属于真菌感染，是婴儿口腔的一种常见疾病。在口腔黏膜表面形成白色斑膜。这种现象是由白色念珠菌感染所引起的。

引起鹅口疮的原因包括以下方面

❀ 母亲阴道有霉菌感染，婴儿出生时通过产道，接触母体的分泌物而感染。

❀ 奶瓶、奶嘴消毒不彻底，母乳喂养时，妈妈的奶头不清洁。

❀ 接触感染念珠菌的食物、衣物和玩具或家人手脚有真菌感染等。

常常可以见到口腔黏膜出现乳白色、微高起斑膜，周围无炎症反应，形似奶块。无痛，擦去斑膜后，可见下方不出血的红色创面，斑膜面积大小不等，可出现在舌、颊、腭或唇内黏膜上。受损的黏膜不及时治疗，可不断扩大，蔓延到咽部、扁桃体、牙龈等，严重者可蔓延至食管、支气管。

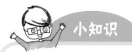

鹅口疮应与滞留奶块相鉴别

口腔滞留奶块，其性状虽与鹅口疮相似，但用温开水或棉签轻拭，即可移动、除去奶块。而本病白屑不易擦去，若用力擦去，其下面的黏膜潮红、粗糙。治疗以制霉菌素混悬剂局部外涂为主，辅以奶后清洁口腔。

不可忽视的宝宝头颅问题

新生儿的头颅外径最大，所承受的压力也最大，头部可能会出现：

胎儿产瘤（头皮血肿）

常可见头颅的顶枕部出现半圆形物，表皮红肿，触之柔软，边缘不清，无波动感，范围可超过中线和骨缝，肿胀处可见凹陷性水肿，局部可见瘀点和瘀斑。

究其原因是新生儿在分娩过程中，头皮受到产道挤压，局部血液和淋巴循环障碍，头皮皮下组织渗液，渗液含血清和血液，出现弥漫性头皮和皮下组织肿胀，头先露部位多见。

一般无须特殊处理，水肿数天消退，瘀斑数周消退。

帽状腱膜下血肿

出血量大，血肿范围广，头颅明显肿胀变形，一般不做血肿穿刺而行保守治疗。患儿如出现面色苍白，心率加快等血容量不足表现，应及时处理。

骨膜下血肿

多见于初产妇和难产新生儿，约 25% 伴有颅骨骨折，因骨外膜剥离所致。

血肿多发于头顶部，表面皮肤正常，呈半圆形，光滑，边界清楚，触之张力高，可有波动感，以后由于部分血肿出现骨化，触之高低不平，常合并产瘤，早期不宜被发现。一般在 2~6 周逐渐吸收。如未见明显吸收，应在严格无菌条件下行血肿穿刺抽出积血，以避免演变成骨囊肿。

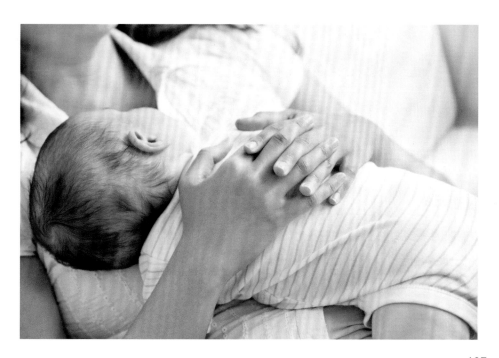

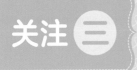

关注 三　新生儿的正常体征

新生儿是从胎儿娩出母体并自脐带结扎起，至出生后满 28 天的这一段时间。

新生儿体征指数

❀ 头两周每分钟呼吸 40~50 次。

❀ 新生儿的脉搏以每分钟 120~140 次为正常。

❀ 新生儿的正常体重为 3000~4000 克，低于 2500 克属于低出生体重儿，小于 37 周为早产儿，大于等于 42 周为过期儿。

❀ 新生儿体温一般在 36~37.4℃之间视为正常，如不注意保暖，体温会降低到 36℃以下。最好在喂奶前 1 小时并且要在安静状态下测量。

❀ 新生儿出生后有觅食、吸吮、伸舌、吞咽及拥抱等反射。

❀ 给新生儿照射光可引起眼的反射。

❀ 出生后 3~7 天新生儿的听觉逐渐增强，听见响声可引起眨眼等动作。

新生儿出生时评估体系

评估可以判断新生儿的重要生命体征有无异常，是否需要立即进行复苏；判断宫内生长发育状况，决定相应的保健措施；判断有无严重的先天畸形或产伤，决定紧急处理措施等。

评估内容

❀ 出生后立即进行，将新生儿置于保温环境中，判断有无呼吸、心率，观察皮肤颜色等。

❀ Apgar 评分法：Apgar 评分在产后 1、5、10 分钟各评一次，1 分钟的 Apgar 评分代表新生儿出生时的状况，反映其宫内生活及产程中经历的状况，5 分钟及以后的评分则代表新生儿独立生活的能力，与以后的生命质量关系密切，如 10 分钟 Apgar 评分仍低于正常标准，需边处理边继续评分。

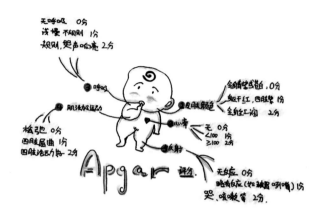

Apgar 评分法

临床体征	0 分	1 分	2 分
心率（次 / 分）	无	<100	≥100
呼吸	无	浅、慢、不规则	规则、哭声响亮
肌张力	松弛	四肢屈曲	四肢活动好
对刺激反应（弹足心或导管插鼻）	无反应	略有反应（如皱眉，咧嘴）	哭、咳嗽、喷嚏
皮肤颜色	全身青紫或苍白	躯干红、四肢紫	全身红润

❀ 检查有无严重畸形和产伤如脑积水、脊柱裂、脊柱畸形，或肿物如脑膜膨出、脊膜膨出、骶尾畸胎瘤等，四肢畸形，外生殖器畸形，肛门闭锁，皮肤有无异常的色素沉着、丘疹、溃疡、破损或水肿等。

❀ 体格发育评估如体重、身长、头围等测量指标来判断。

❀ 胎龄评估：胎龄评估是判断胎儿的成熟度，估计出生后生活能力的重要指标，一般早产儿和低出生体重儿需要胎龄评估。

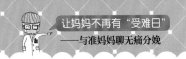

关注 四 · 辛苦的母亲，十月怀胎，一朝分娩

耐心的陪伴

经历了怀孕、生产的艰辛，当小天使如约而至，妈妈们都会觉得，所经历的一切都是值得的。为了宝宝健康苗壮地成长，从宝宝出生那一刻起，妈妈就要按需哺乳，因为初乳中含有丰富的抗体，及时让宝宝吃上母亲的初乳。一般情况下，若分娩的母亲、宝宝一切正常，宝宝出生后 0.5 小时甚至即刻就可以开奶；如果妈妈没有奶，那就按照医生的指导意见进行人工喂养，注意要按时喂奶。

平时，抱孩子时多同孩子说说话，尽管宝宝不会说话，但可以培养他 / 她的语感；温柔地注视宝宝，进行感情的交流，这样对孩子的大脑发育、精神发育以及身体生长都有帮助。新生儿期是个特殊的时期，尤其是生后前七天（围产期），要经常抚摸宝宝的小脚，让宝宝趴在家长身上做抚触。尽量不要长时间地把宝宝放在床上，更不要以"怕把宝宝惯坏了"为由，对宝宝的啼哭置之不理，还说"哭哭就不哭了"，家长的冷漠会给宝宝的身心造成极大的伤害。

多带他出去呼吸新鲜空气，让他尽早对周围的环境有所认知。

细心的呵护

❀ 洗脸：用婴幼儿专用的小脸盆盛好温开水，用干净的小方毛巾给宝宝洗脸。

❀ 洗眼：用拧干的小方毛巾，由内向外，从鼻外侧、眼内侧开始擦洗眼睛，因为泪管位于内眼角，这样可以避免污物进入泪管，洗好一只眼后要更换一次干净的湿毛巾，用同样方法擦洗另一侧眼部。

❀ 洗耳：用湿毛巾擦洗宝宝的耳朵外部及耳后，然后用干毛巾擦干，清洁时注意不要让水滴入外耳道，更不要去掏耳垢，以防引起感染，如果感觉耳垢异常，到新生儿耳鼻喉科就诊。

✿ 洗鼻：可以用消毒棉签沾一下温开水，将堵塞在鼻腔内的鼻涕物拭出；最后用干净的湿毛巾擦洗宝宝的额部、两颊、口与鼻的周围、下颌，再擦洗颈部前后。

注意：在给宝宝做清洗工作以前，妈妈首先要洗干净自己的双手，宝宝 6 个月以前，给他洗眼部、耳朵及脸的水需用煮沸过的温开水或凉开水，在清洗鼻子或耳朵时，只需要清洁你看得见的地方，擦去看得见的黏液或耳垢，不要试着去清洁里面。如果去清洁耳朵或鼻子里面，反而可能会把脏东西送入里面。

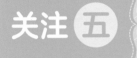

关注 五 宝宝的正常生理现象

 生理性体重下降

新生儿生后几天由于吃奶少，排出胎粪和小便，又通过呼吸和皮肤蒸发水分，体质量可能短时下降，通俗称为"缩水"，医学上叫生理性体重下降，一般只下降出生体质量的 6% 左右，大多在生后 7~10 天就能恢复到出生体质量。如果下降很多或恢复得迟，应及时到儿科就诊。

 新生儿乳房肿胀

男女新生儿在生后 5~7 天，可见两侧乳房肿胀，甚至有少许乳汁分泌，这是正常生理现象，一般 2~3 周后会自行消失，不需要处理，更不可挤压，以免引起乳房感染。

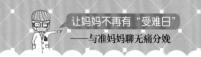

新生儿阴道出血

女婴在生后5~7天左右，会出现阴道少量出血，称为"假月经"，持续1~2天自行恢复，这是正常生理现象，不需要治疗，但应注意会阴部的局部清洁卫生。

新生儿啼哭

啼哭是新生儿的一种本能反应，也是一种运动，可以促进肺的发育，所以新生儿啼哭不一定是病态。由于出生后对环境不适应，新生儿不分黑夜和白天，往往白天安睡，夜间啼哭，出现夜啼的特殊症状，俗称"夜啼郎"，只要婴儿吃奶正常，体重增加，没有其他病症，就不必治疗。可以在白天适当逗醒小儿，不要抱不离手，夜间睡前喂饱，环境安静，即能随着新生儿日龄的增长，钙吸收沉积正常后，啼哭症状会日渐好转。当然，如果一直哭啼不止，或伴有其他异常时，就应立即到儿科诊治。

腹泻或便秘腹胀

腹泻多为牛奶蛋白过敏引起，若宝宝经常出现腹泻，必须去看儿科医生，由医师指导喂养。

人工喂养的宝宝，可能建议更换为蛋白水解奶粉或豆奶。

母乳喂养的宝宝，可能建议母亲避免摄入牛奶蛋白，可以喝蛋白水解奶粉或豆奶。

如腹泻超过3天，可能继发乳糖不耐受，可能建议喝免乳糖奶粉等。

便秘腹胀应排除畸形如巨结肠和梗阻等，必须由儿科医师指导诊治，如宝宝奶间加水，水化大便，补充益生菌等。

发热与体温不升

可因环境湿度的变化引起，也可因衣被过暖或室温较低造成。发热可因脱水所致体温升高，若给足够水分，体温即下降。也可因感染如脐部皮肤感染及肺炎等导致。

呼吸暂停

多因呼吸中枢发育不成熟所致，特别是早产儿，呼吸肌力量较弱，呼吸不规则，可出现紫绀；严重的考虑颅内出血及脑膜炎等。

呕血、便血

多因产时吞入产道内血液，或因为母亲乳头皲裂出血与奶一并吸入；少部分为婴儿口鼻出血，极少数为新生儿缺乏维生素 K_1 导致的自然出血症，偶见败血症等严重感染。

新生儿臀红

是因没有经常保持臀部皮肤的清洁干燥而造成的，如兜尿布等，局部皮肤可出现红色小丘疹，严重时皮肤糜烂破溃，脱皮流水。因此，平时护理应注意：

✿ 尿布湿要及时更换或不兜尿布，臀部完全裸露保持干燥。尿布以细软、吸水性强的旧棉布为佳。

✿ 大便后用温开水轻轻冲洗即可。

✿ 局部可涂鞣酸软膏，如果皮肤有破溃，先涂红霉素眼膏等。

头发稀疏

不少宝宝的头发生长缓慢，几乎不长头发；有些宝宝头发稀疏，又少又软。这些现象大多数时候是正常的。宝宝发量的多少，跟出生时胎毛的脱落程度有关。刚出生的宝宝正处于胎毛更换期，头发生长得缓慢也是正常的。

有的宝宝后脑勺骨头突凸出的地方掉了一圈头发，一方面是因为后脑勺与枕头摩擦较多的缘故，另一方面可能是缺钙引起的"枕秃"，新生儿缺钙主要要靠晒太阳（如在树荫下"晒花太阳"等），运动（主动运动或给宝宝做被动操等），如果母乳喂养母亲可服用钙剂（母亲也要重视晒太阳和运动，否则钙剂就拒绝被吸收），必要时，由儿科医师的指导新生儿补钙等。

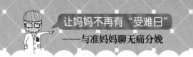

头型不正

扁长头：新出生的宝宝头部呈扁长状，许多父母为此十分担心，其实没有必要。宝宝的扁长头是由于出生过程中的挤压造成的，一般一两周就正常了。

头部偏斜：宝宝一个月左右的时候，有人会发现宝宝躺着时脸总是朝向一个方向。再仔细观察一下，就会发现宝宝的头不圆，朝哪侧睡得多哪侧的头就比较扁。究其原因：从出生到一个月左右是宝宝的头部生长最快的时期，而头骨在这个时候的生长速度并不完全是左右对称的，内部力量起了关键的作用。基本上每一个宝宝都会出现头部偏斜的情况，一般在周岁过后这种偏斜就会变得不明显。

枕部扁平：一般在 3 个月左右显现出来，5~6 个月时表现得最明显，长到 3~4岁的时候，枕部扁平一般就不明显了。但是，如果父亲的枕部也扁平，宝宝的枕部扁平就有可能是遗传因素造成的。选择合适的睡姿是矫正宝宝头型的主要方法，如妈妈要时常和宝宝互换位置，灯光等明亮的地方也要和宝宝经常互换位置等。

新生儿红斑

可能与母体激素通过乳汁或胎盘进入新生儿体内有关，可能与新生儿自身肠道吸收某种致敏原有关，是变态反应的一种。一般于生后 24 小时后出现，数目可多可少，也可融合成片，颜色鲜红，大小不等，部分可见黄色丘疹，个别可见脓疱。好发于躯干、臀和背部。预后良好，一般 7~10 天痊愈。

擦烂红斑：好发于皱褶部位，如颈部、腋窝、肘弯、大腿内侧和阴部等。起病可见边缘清楚的鲜红色斑，可有痒和烧灼感，继续发展可见浸渍发白、糜烂和渗液，合并细菌感染，可见脓疱。

新生儿咽下综合征

表现为出生后未开奶，即很快出现呕吐，吃奶后呕吐加重，持续 1~2 天自愈。因为分娩过程中，吞入羊水量过多，或吞入被胎粪污染的羊水，或感染过的羊水，或含较多母血的羊水，均可刺激新生儿的胃黏膜，导致胃酸和黏液分泌过多，引起呕吐。呕吐物为泡沫黏液状，如果被胎粪污染，可为绿色；被母血污染呕吐物可为咖啡色血样物，可以排黑便，大便潜血阳性。

52检